W0110083

Jutta Nebel

Hochsensible voll im Leben

Das HSP-Arbeitsbuch

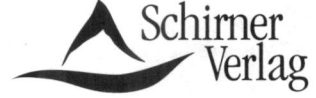

Schirner Verlag

ISBN 978-3-89767-834-7

Jutta Nebel:
Hochsensible voll im Leben
Das HSP Arbeitsbuch
© 2009 Schirner Verlag, Darmstadt

Umschlag: Murat Karaçay
unter Verwendung der Bilder Nr. 3166512
von .shock, Nr. 126003 von Emilia Stasiak
und Nr. 6018533 von Sean Gladwell,
www.fotolia.de
Redaktion: Michael Zuch, Frankfurt,
Heike Wietelmann,
Satz: Michael Zuch, Frankfurt
Zeichnungen: Jutta Nebel
Printed by: Reyhani Druck & Verlag,
Darmstadt, Germany

www.schirner.com

1. Auflage 2009

Alle Rechte der Verbreitung, auch durch Funk, Fernsehen und sonstige Kommunikationsmittel,
fotomechanische oder vertonte Wiedergabe sowie des auszugsweisen Nachdrucks vorbehalten

Inhalt

Einführung

Seit der Veröffentlichung meines Buches *Wenn du zu viel fühlst* haben mich viele Briefe erreicht. Briefe von Menschen, die glücklich und erleichtert waren zu erfahren, was mit ihnen los ist. Menschen, die sich nun nicht mehr fremd fühlen, ausgegrenzt und allein, weil sie jetzt wissen, dass sie hochsensibel sind. Sie konnten mit der Umsetzung der Ratschläge in meinem ersten Buch erste Veränderungen in ihrem Leben bewirken und sie fragten mich, wie es nun weitergeht. Eine berechtigte Frage! So möchte ich mit dem vorliegenden Buch zumindest einen Teil meines Versprechens einlösen. Hier finden Sie Beratung, wie Hochsensible und auch Sensible (ein besserer Begriff für Normalsensible) entspannter leben und so den Alltag meistern können.

Es ist ein (Selbst-)Verständnis-, Arbeits- und Übungsbuch.

In meinem ersten Buch *Wenn du zuviel fühlst* habe ich eine genauere Definition für Hochsensibilität gegeben. Für alle, die das erste Buch noch nicht gelesen habe, möchte ich es hier noch einmal skizzieren:

Hochsensible Menschen zeichnen sich durch eine erhöhte Empfänglichkeit für Reize aus. Sie nehmen Geräusche, Gerüche, Stimmungen oder subtile Veränderungen in ihrer Umwelt sehr viel intensiver auf als die meisten ihrer Mitmenschen. Auch ihr eigenes Gefühlsleben zeigt sich meist hochintensiv und fordert viel Energie zum Verarbeiten.

Somit sind also Hochsensible nicht schwächer und empfindlicher als andere, sie haben nur viel mehr Eindrücke zu bewältigen und zu verarbeiten, da sie diese nicht so ausfiltern können wie (Normal)Sensible.
Dies führt natürlich schneller zu Überreizung als ein Leben mit weniger intensivem Input.

Soviel vorweg: Es gibt kein Patentrezept, wie es sich vielleicht manche erhoffen würden. Genausowenig kann man eine gemeinsame oder allgemeingültige Ursache für die gesteigerte Empfindsamkeit festlegen. Vielleicht gibt es eine angeborene Bereitschaft dazu, die ausgelöst wird, wenn verschiedene ungünstige Faktoren zusammentreffen, wie zum Beispiel eine besonders belastete Schwangerschaft, eine komplizierte Geburt, Probleme durch Impfungen, Traumata durch ungünstige und belastende Familienverhältnisse oder allgemein Umwelteinflüsse. Dies sind nur einige Möglichkeiten, die ein empfindliches Nervensystem in die Überlastung führen können, schon jede einzelne für sich. Ich kann also nur betonen: Ich *glaube* oder ich *vermute* – weil ich es nicht wirklich weiß. Bis auf den heutigen Tag gibt es noch zu wenige Erkenntnisse, vor allem wissenschaftlicher Art, über das Entstehen der Hochsensibilität (HS)!

Wenn ich von mir persönlich ausgehe, so bin ich, seit ich mich erinnern kann, sehr empfindsam. Ich weiß daher, dass dies bei mir *nicht* durch Umwelteinflüsse oder Überreizung durch Fernsehen, Mobiltelefon, Computer und dergleichen ausgelöst worden oder entstanden sein kann. Dennoch können die genannten Faktoren die Misere noch verstärken. Negative Impffolgen kann ich nicht ausschließen. Mütter ließen damals noch recht kritiklos und umfangreich impfen, im Glauben, ihren Kindern etwas Gutes zu tun, ganz nach dem Motto: Viel hilft viel!

Aber dann fragt man sich, warum „nur" 15–20 Prozent der Kinder, die doch wahrscheinlich alle geimpft wurden, hochsensible Erwachsene wurden.

Ich vermute, dass bei einigen Kindern mit entsprechender angeborener Veranlagung zu einem anfälligen Nervensystem die Hochsensibilität durch Impffolgen ausgelöst wurde. Dies ist besonders dann sehr wahrscheinlich, wenn noch einer der bereits oben erwähnten Faktoren hinzukommt, eine schwierige Geburt und/oder belastende Familienverhältnisse!

Auf das Impfthema werde ich im Zusammenhang mit *Homöopathie* noch näher eingehen.

Ich möchte niemanden erschrecken und auch weiterhin die Hochsensibilität nicht als Krankheit darstellen, denn ich *glaube nicht*, dass sie das ist. Sie ist wohl, meiner Meinung nach, eine Begleiterscheinung und/oder ein Resultat von belastenden Umständen. Zudem sollte man die Vorteile, die sich, wie wir ja wissen, aus der Hochsensibilität ergeben, und die schon sehr viele Menschen als positiv und unverzichtbar für sich entdeckt haben, nicht aus den Augen verlieren.

Ich werde in diesem Buch Methoden und Möglichkeiten vorstellen, die Werkzeuge zur Selbsthilfe sind, und die nach meiner Überzeugung vor allem Hochsensiblen helfen können, zuerst einmal bei sich anzukommen, sich selbst zu erkennen und schätzen zu lernen. Auch ist es hilfreich, sich sein Umfeld bewusster anzuschauen, nicht nur zu schauen, auch zu horchen, zu spüren, seine Fähigkeiten zur feinen Wahrnehmung einzusetzen und dabei zu erkennen, was schädlich und vermeidbar ist. Eines der Hauptthemen des Buches ist somit auch das bewusstere Wahrnehmen innerer und äußerer Reize und der bewusste Umgang damit.

Das beginnt bei *elektromagnetischen Feldern im Lebensumfeld*, die sich bei nicht bewusstem Umgang unter Umständen als *belastender Elektrosmog* erweisen können. Eine vorhandene Überreizung kann dadurch oft noch unerträglich verstärkt werden.

Es betrifft aber auch den bewussten Umgang mit unserer wichtigsten Lebenssubstanz, dem *Wasser*.

Gleiches gilt für die *Homöopathie*, einer *Heilmethode*, die sehr stark mit der *Information* des Wassers verwandt ist.

Ich erzähle im vorliegenden Buch auch von *Astrologie* und der faszinierenden Tatsache, dass unsere Hochsensibilität schon im Radixhoroskop (Geburtshoroskop) zu entdecken ist. Besonders spannend: Wir bekommen in diesem Radixhoroskop die Gebrauchsanweisung zu unserer persönlichen Entwicklung mitgeliefert, wenn wir jemanden finden, der diese Anleitung für uns entziffert!

Und indem ich anrege, die eigene *Lebenseinstellung* zu überdenken, erinnere ich jeden von uns daran, wie er empfindet, vor allem, wie er als *Kind* empfunden hat, oft völlig alleingelassen mit seiner Sensitivität. Als Erwachsene können wir heute erkennen und vielleicht erfassen, was uns damals so belastet und manchmal unendliche Schmerzen bereitet hat. Wir haben es in der Hand, nun unser Leben nach den neuen Erkenntnissen aus- und einzurichten. Doch was ist mit den Kindern, die heute dasselbe erleben und eben manchmal auch erleiden, was wir damals erfahren haben: Verständnislose Erwachsene, die sich nicht einfühlen können, weil sie nicht wissen, was da gerade in ihren Kindern passiert?

„Wenn das Kind in den Brunnen gefallen ist …"
diese Redewendung wird oft benutzt, wenn eine Si-
tuation verfahren scheint und man nur noch „das
Beste daraus machen" kann. Wollen wir diese Kin-
der nicht davor bewahren, wie wir damals in den
Brunnen zu fallen?

In früheren Zeiten gab es viele Brunnen, die offen zugänglich waren. Das war gefährlich, insbesondere für Kinder, die ja bekanntlich überall herumturnen. Da fiel schon das eine oder andere einmal in den Brunnen. Wurde schnell reagiert, passierte nichts wirklich Schlimmes, abgesehen von dem Schrecken und den Verletzungen, die das Kind wahrscheinlich davongetragen hat. Um das zu vermeiden, waren die Brunnen mit Holzplatten abgedeckt oder sollten dies zumindest sein – bevor das Kind in den Brunnen fällt!

So geht es also in meinem Buch einerseits um vorbeugende Maßnahmen, um Schaden zu vermeiden. Und andererseits, wenn es doch dazu kam und ein Mensch unter seiner Hochsensibilität leidet, um Maßnahmen zur Lebenshilfe, damit er das Beste daraus machen und den Lebensalltag meistern kann.

Entsteht emotionaler Stress aufgrund von negati-
ven Assoziationen, kann die Verbindung zwischen

den beiden Hirnhälften abschalten. Menschen erle-
ben dies als Leistungsstörung.

Dieser Satz führte mich zu Techniken wie NLP und Byron Katies *The Work*, denn diese Form der Leistungsstörung, gemeint ist sicher auch die Konzentrationsstörung, kennen viele Hochsensible als Folge von Überreizung.
Ich bringe an diesem Punkt immer gern den Vergleich vom vollen Eimer: Ist ein Eimer komplett mit Wasser gefüllt, so ist alles, was dazukommt, zu viel und läuft über. In einen halbvollen Eimer passt auch nur noch eine begrenzte Menge Wasser, aber er läuft eben nicht gleich über!

Ein halbwegs ausgeglichener Mensch mit einer relativ optimistischen Einstellung hat weniger Probleme, wenn zu viele Eindrücke auf ihn einströmen. Sein Eimer ist noch nicht so voll; was noch hinzukommt, kann relativ leicht verkraftet werden.
Wenn jedoch ein Mensch Programmierungen mit sich herumträgt, wie zum Beispiel:

Das schaffe ich sowieso nicht!
Das hat noch nie geklappt!
Bei mir haut das nicht hin!
Andere können das besser!
Das wird mir einfach zuviel!

dann bekommt er jedes Mal emotionalen Stress, wenn sich eine unerwartete oder gar unerwünschte Lebenssituation einstellt. Dieser emotionale Stress verbaut ihm den möglichen Lösungsweg und verhindert, dass die Situation wertfrei und als ganz normale Aufgabe betrachtet werden kann, um dann Schritt für Schritt vorzugehen. Programmierungen wie die oben genannten liefern dann nur negative Assoziationen, man erwartet zwangsläufig ein Scheitern. Das wiederum führt zum Rückzug oder zur Abhängigkeit von anderen, die einem einerseits den Stress vom Leib halten, damit andererseits aber auch das eigene Erfolgserlebnis verwehren. Wenn man an sich arbeiten kann und will, kann man lernen, sich den Dingen zu stellen und sich zu sagen:

Das kriege ich schon hin!
Ich weiß, dass ich das bewältigen kann!
Und wenn nicht, dann suche ich mir Hilfe!

Sich in einer schwierigen Situation helfen zu lassen, hat nichts mit Abhängigkeit zu tun, sondern damit, Hilfe anzunehmen, wenn man es selbst vorerst erfolglos versucht hat. Beim nächsten Mal weiß man dann, wie es funktioniert!

Mit oben genannter Technik kann man lernen, seine negativen Erwartungshaltungen abzubauen, sich selbst mehr zuzutrauen, alte prägende Erlebnisse, die sich bisher als Hemmschuh erwiesen haben und die uns immer wieder ein Bein stellen, zu hinterfragen, zu erkennen, zu verstehen und dann erleichtert loszulassen!

Das sind die *inneren Überreizungsfaktoren*. Dazu können bei zu wenig Achtsamkeit im täglichen Leben und Erleben noch die *äußeren* kommen:

Stellen Sie sich vor, jemand hat in der Nacht zuvor nicht gut geschlafen, weil er abends zuvor noch lange am Computer gesessen oder einen späten, aufregenden Beitrag im Fernsehen geschaut hat. Dummerweise hat er vor dem Schlafengehen auch nicht widerstehen können, sich von dem leckeren Kartoffelsalat mit Mayonnaise aus dem Kühlschrank zu nehmen. Er hat seinen Computer in dem Zimmer stehen, in dem er schläft und hat die ganze Maschinerie auf Stand-by geschaltet. Der Radiowecker am Kopfende soll ihn davor bewahren zu verschlafen. Das tut er auch brav und morgens erwacht unser Held mit einer Gereiztheit, die er sich nicht erklären kann. Ich könnte es ihm schon erklären: Das waren einfach zu viele Reize! Zu viel Aufregung, zu spätes Essen, zu viel elektromagnetische Belastung, die sein körpereigenes Magnetfeld beeinträchtigt und verzerrt haben.

Ich habe mich intensiv mit *Selbstcoaching* durch *NLP* befasst und dabei Wege gefunden, eigene negative Prägungen zu verändern und dabei auch mich selbst ein wenig besser verstehen zu lernen und – vor allem – wieder ein Stück zu wachsen. Dazu kommt noch die wunderbare Methode *The Work* von Byron Katie, eine Arbeit, die zu erkennen hilft, dass man nicht immer erwarten sollte, dass sich andere ändern, damit man endlich glücklich sein kann, sondern dass die „anderen" einem stets einen heilsamen Spiegel vorhalten. Hineinschauen und erkennen muss und darf ich selbst. Es ist erleichternd, in dieser Arbeit den einen oder anderen belastenden Knoten sich lösen oder platzen zu sehen!

All diese Themen werde ich lose geknüpft aneinanderreihen und mit persönlichen Erlebnissen versehen. Auch kleine Geschichten wie im ersten Buch werden Sie finden, um die theoretisch erörterten Themen praktisch nachvollziehen zu können.

Das soll der Weg sein!

Ich bin dagegen, sich als Opfer der Umstände zu sehen! Ich befürworte es, Wege zu finden, die Reize klein zu halten. Dazu müssen wir die Augen offen halten, und das tun, was wir am besten können, nämlich wahrnehmen!

Reizfelder

Elektromagnetische Felder

Oft ist es so, dass man durch eine Wohnung geht, sei es die eigene oder die anderer Menschen, und an manchen Stellen das Gefühl hat, hier könne man ruhig sitzen, an anderen Stellen dagegen wird man sehr unruhig oder müde.
Oft hilft es schon, die Augen zu öffnen und zu sehen:
Gibt es in diesem Haushalt viele elektrische Geräte?
Welche Lampen hängen und stehen da und welcher Art sind sie?
Sind Computer, Stereoanlage und Fernseher auf Stand-by geschaltet?

In der eigenen Wohnung empfehle ich, stets auf Folgendes zu achten:

1. *Falls unbedingt ein Fernseher, Computer oder eine Stereoanlage im Schlafzimmer platziert sein muss, sollten die Geräte und vor allem die Boxen möglichst weit vom Bett entfernt stehen. Zum Schlafen sollten die Geräte ausgeschaltet werden und am besten der Stecker gezogen sein.*

2. *Am Bett, vor allem am Kopfende, sollten sich keine Steckdosen befinden.*

3. *Falls man eine Nachttischlampe hat, sollte dies möglichst kein Halogenstrahler sein, denn deren Netzgeräte strahlen ein recht starkes elektromagnetisches Feld ab, das mit dem Magnetfeld des Menschen interagiert. Es genügt durchaus auch die einfache Leselampe mit der gewöhnlichen 40- oder 60-Watt-Birne. Auch der Dimmer, der die kuschelige Lichtstimmung erzeugt, wartet mit einem weiteren elektromagnetischen Störfeld auf und brummt auch hörbar.*

4. *Der beliebte Radiowecker direkt am Kopfende ist auch nicht zu empfehlen. Besser wäre für jemanden, den das Ticken nicht stört, der gute alte aufziehbare Wecker. Es gibt aber auch als Alternative die kleinen batteriebetriebenen.*

5. *Wechsel-/Drehstrom-Steckdosen, auch wenn sie nicht genutzt werden, bauen, wenn sie unter Strom stehen, elektromagnetische Störfelder auf. Schlafstörungen und Kopfschmerzen sind oft die Folge. Es empfiehlt sich eine Netzstrom-Freischaltung, die Ihnen jeder Elektriker im Sicherungskasten legen kann. Mit dieser kann die Netzstrombeschickung einzelner Stromkreise, zum Beispiel im Schlafzimmer, unterbunden werden, sobald Sie das letzte stromziehende Gerät abgeschaltet haben.*

6. *In der Küche vermeide man im eigenen Interesse überflüssige Elektrogeräte. Ich rühre meinen Teig noch immer mit der Hand, schlage meine Sahne mit dem handbetriebenen „Rührfix" aus Omas Küche und gieße den Kaffee per Hand und Filtertüte auf. Natürlich ist nicht jedes elektrische Gerät negativ zu sehen. Jeder sollte aber, um elektromagnetische Störfelder so gering wie möglich zu halten, für sich selbst prüfen, welches Gerät für ihn unverzichtbar ist.*

7. *Da wir gerade in der Küche sind – die nach wie vor beliebten Leuchtstoffröhren sind meines Erachtens nicht ganz unbedenklich, denn durch die übermäßig hohe Lichtzufuhr kommt es zur Überproduktion des Stresshormons Cortisol. Außerdem kann*

man ein Summen feststellen, das zwar nur unterschwellig wirkt, aber dennoch eine Ursache für Kopfschmerzen sein kann. Auch hier plädiere ich für die
„gewöhnliche" Glühlampe.

8. Wechseln wir von der Küche in den Flur oder ins
Wohnzimmer, wo oftmals die Telefone installiert sind.
Die zugegebenermaßen praktischen schnurlosen Te-
lefone kann man überallhin mitnehmen und, wo es
einem beliebt, ungestört sprechen. Aber der Port, der
Aufnehmer, auf dem das Telefon normalerweise im
Ruhezustand aufliegt, hält natürlich den Kontakt
zum Hörer, weil er ja das Rufsignal und dann auch
das Gespräch dahin übermittelt, und zwar mit 100
Signalen pro Sekunde (100 Hz). Und wenn Sie nach
dem Gespräch den Hörer nicht oder nicht richtig wieder einhängen, „ruft" die Station nach dem Hörer.
Stundenlang, die ganze Nacht vielleicht.
Ich lag einmal lesend in meinem Bett, das Telefon
war im Nachbarraum auf seinem Port. Ich war sehr
unruhig, gereizt, nervös und wusste nicht warum.
Nach einigem Lauschen machte ich mich auf die
Suche und wurde am Telefon fündig. Der Hörer war
nicht richtig eingerastet und der Port suchte die
Verbindung. Die Störquelle Telefon sollte demzufolge
nicht im Schlaf- bzw. Ruhebereich aufgestellt sein.

9. Damit ist auch das Handy gemeint! Schlimm genug, wenn es Sie den ganzen Tag schon in Bewegung hält. Nachts sollte man es ausschalten. Und wenn das nicht möglich ist, wenigstens raus damit aus dem Schlafzimmer! Selbst wenn es nicht in Betrieb, sondern einfach nur angeschaltet ist, erhält es ständig Signale.

Ich möchte keine Panik verbreiten, denn nicht jeder ist so sensibel wie ich und nimmt all diese Auswirkungen als Störung wahr. Viele Menschen leiden heute jedoch unter vielfältigen Symptomen, die aus dieser Reizüberflutung, einer Elektrosensibilität, resultieren.

Wer sich anhand meiner Aufzählungen bewusst macht, wovon er umgeben ist und dann einmal hinhört, hinsieht, hinfühlt oder auch „hinpendelt", kann sich selbst darüber klar werden, wo er/sie etwas ändern möchte.

Mit der folgenden Checkliste können Sie sich zunächst bewusst machen, wie viele vielleicht überflüssige Störquellen Sie betreiben. So fällt es Ihnen sicher leichter, den Fernseher, den Computer und die Stereoanlage nicht aus Bequemlichkeit über Nacht im Stand-by-Status zu belassen. Abgesehen von den Stromkostenersparnissen werden Sie auch nach und nach merken, dass es Ihnen besser geht, Sie weniger gereizt sind!

CHECKLISTE ZUM SELBSTPRÜFEN:

Elektrogeräte und Lampen im Wohnzimmer:

....
....
....

Elektrogeräte und Lampen im Schlafzimmer:

....
....
....

Elektrogeräte und Lampen in der Küche:

....
....
....

Elektrogeräte und Lampen in anderen Räumen:

....
....
....

Telefon/e schnurlos:

....

Anzahl der Steckdosen:

....

Dann möchte ich noch auf *Materialien* hinweisen, die bekannt dafür sind, Unwohlsein und Störungen im Befinden des Menschen auszulösen.

1. Da haben wir die beliebte Federkernmatratze. Sie ist durchsetzt von Stahlfedern, die die Matratze elastisch und das Liegen komfortabel gestalten sollen. Da aber Stahl magnetisch ist, wirken alle Formen von Magnetismus auf ihn ein, der Geomagnetismus ebenso wie elektromagnetische Felder, die beim Betrieb von obengenannten Geräten entstehen. Dadurch bildet sich ein eigenes Magnetfeld, welches das körpereigene Feld beeinflusst, stört und den Schlaf zu einer unruhigen Angelegenheit machen kann.

2. Das Ganze wird noch verstärkt durch einen Metallrahmen unter der Matratze. Metall ist bekanntlich die beste Empfangsantenne für Strahlungen aller Art.

Vermeiden kann man diese Störungen durch den Gebrauch von Matratzen ohne Metallkern und Lattenrosten aus Holz, zumindest ohne geschlossenen Metallrahmen. Kein allzu großer Aufwand, um eine umso größere Wirkung zu erzielen, finden Sie nicht?

Im Kapitel „Wasser" werde ich noch einiges zu dem Thema Wasserbetten erwähnen!

Wer sich mit *Tensor, Rute* oder *Pendel* auskennt, hat die Möglichkeit, seine unbewusste Wahrnehmung, ein vages Gefühl zum Beispiel, umzusetzen und sichtbar zu machen. Auf ganz einfache Weise kann man Schlafplatz oder Schlafzimmer austesten, indem man sich ein Raster denkt oder auf Papier zeichnet, den Ort abgeht und dabei den Tensor vor sich hält. Mit dem Pendel testet man über einem Grundriss. An besonders belasteten Stellen wird der Tensor vom neutralen Auf- und Abwippen umschlagen in drehende Bewegungen. Markieren Sie diese Stellen und schauen, hören, fühlen Sie, welche verborgenen (Steckdosen, Elektroleitungen ...) oder auch offenen (Geräte, Lampen ...) Verursacher Ihnen zusetzen. Wer das nicht selber machen kann oder will, findet sicher einen Fachmann dafür.

Diese Tipps können, wenn Sie sie anwenden, schon einiges bewirken, auch wenn es manchmal die Trennung von bequemen Gegenständen bedeutet, indem man zum Beispiel vom schnurlosen Telefon wieder auf das gute alte „angebundene" Telefon zurückkommt oder auf wunderschön schummrig zu dimmende Lampen verzichtet, weil der Dimmer ein kräftiges Spannungsfeld erzeugt, das man sogar hört, wenn man hinhorcht.

Wenn Sie lange am Computer sitzen, sollten Sie darauf achten, dass Sie unter dem Bildschirm, genauer unter dem

Schreibtisch, auf dem der Bildschirm steht, keinen Metall-Schreibcontainer stehen haben, denn der speichert die Strahlung des Bildschirmes und gibt diese unbeirrbar weiter, wenn der Bildschirm schon lange ausgeschaltet ist. Selbst der Heizkörper, der ja immer aus Metall ist, übernimmt, wenn der Schreibtisch direkt daran steht, die elektromagnetische Strahlung und behält sie und strahlt nun selbst. Daher ist auch ein Holz- oder Kunststoffschreibtisch besser geeignet. Er mag nicht ganz so elegant aussehen wie einer aus Metall, speichert und strahlt aber auch nichts ab.

Wenn Sie allein diese Möglichkeiten und Tipps in Betracht ziehen und das eine oder andere ändern, ist es vielleicht nicht einmal erforderlich, auf die Jagd nach möglichen Störquellen zu gehen, wie sie im Folgenden besprochen werden.

Erdstrahlen

Die Erde ist überzogen von Gitternetzstrukturen, die parallel und diagonal zu den Längen- und Breitengraden der Erde verlaufen. Diese Magnetfeldgitter überkreuzen sich, und an solchen Kreuzungen entstehen Reizzonen, die sich bei bestimmten Wetterlagen noch verstärken. Diesen Zonen wirklich und dauerhaft ausweichen zu wollen, ist genauso sinnlos wie unmöglich, da sie

1. eine natürliche Struktur unseres Umfeldes darstellen und seit jeher bestehen, wir also an sie angepasst sind und sie
2. flexibel, also frei beweglich, sind.

Unangenehm und schädlich werden sie erst im Zusammenhang mit oben geschildertem Elektrosmog, der ihre Wirkung verzerrt und auf ungesunde Weise verstärkt. Wenn sie jedoch mit Verwerfungen und Wasseradern auf kleinem Raum zusammenfallen, möglicherweise genau da, wo das Bett steht, besteht natürlich Handlungsbedarf!

Zunächst verweise ich in solchen Fällen auf oben genannte Verbesserungs- und Veränderungsvorschläge, ehe ich daran gehe, künstliche Beeinflussungen der grundlegenden Gegebenheiten unserer Umwelt in irgendeiner Weise in Betracht zu ziehen. Wenn Sie die Gitterstrukturen der natürlichen Magnetfelder mit technischen Entstörungsgeräten behandeln, verschieben Sie sie lediglich, aber auch das keineswegs dauerhaft, weil sie ihrer Natur gemäß ja ohnehin beweglich sind. Sie holen sich mit den meist teuren Geräten stattdessen eine Elektro-Belastung ins Haus. Manchmal genügt es schon, das Bett ein wenig umzustellen oder sogar nur sich andersherum, also mit dem Kopf zum früheren Fußende, zu legen. Es ist oft notwendig, verschiedene Möglichkeiten auszuprobieren.

Wasseradern

Weniger flexibel als Magnetfelder sind unterirdische Wasseradern. Durch die unterschiedlichen Strömungsrichtungen sich kreuzender Wasseradern und die durch die Strömung entstehende Reibungsenergie im Gestein werden Schwingungsfrequenzen freigesetzt, die den menschlichen Organismus belasten können, besonders wenn man mehrere Stunden darüber liegend schläft. Nicht immer sind dies „schlechte Schwingungen", denn viele Kirchen sind über solchen Wasserläufen und -kreuzungen errichtet. Die von der Wasserader ausgehende Information kann so energetisierend sein, dass der Mensch nicht zur Ruhe finden kann. Diesen Störungen kann man ausweichen und vielleicht aus der Not eine Tugend machen, indem man diese Stelle als kurzfristiges „Batterieladegerät" für den Organismus nutzt.

Dazu muss man diese Stelle aber erst einmal entdeckt und die Stärke des Platzes zum Beispiel durch Pendeln bestimmt haben. Wenn Sie etwas Übung im Pendeln haben, können Sie es selbst durchführen, wenn nicht, können Sie einen erfahrenen Rutengänger damit betrauen.

Um einen solchen möglichen Kraftplatz für sich selbst sinnvoll zu nutzen, sollte die eigene Vitalenergie in nicht zu großer Differenz zur Energie des Platzes sein, da solche Energie sonst eher schädlich ist. Das bedeutet genauer gesagt: Wenn Sie selbst sich völlig ausgelaugt fühlen, sollten Sie sich nie an einen starken Kraftplatz begeben. Besonders als hochsensibler Mensch wird Sie die Energie ansonsten umwerfen! Sie sollten sich behutsam und langsam (zum Beispiel durch Visualisierungsübungen, die ich später noch erläutern werde) in einen höheren Vitalzustand begeben, der auch ihr Allgemeinbefinden verbessert, ehe Sie starke Kraftplätze jeglicher Art aufsuchen.

Dies nur zur Warnung!

Verwerfungen

Verwerfungen sind Bruchstellen und gegeneinander verschobene Bereiche in der Erdkruste, die sich immer wieder aneinander reiben und kleinste Erdbeben verursachen. Diese Beben liegen unter dem durchschnittlichen Wahrnehmungsbereich, verursachen aber durch die Reibung Spannungen in Mauern und Fußböden. Diese Spannungen äußern sich durch Vibrationen, die meist nur unterschwellig wahrgenommen werden, aber zu Unbehagen führen, da sie Hormonausschüttungen auslösen und damit Unruhezustände erzeugen.
Käme die Wahrnehmung ins Bewusstsein – „Oh, es rumpelt mal wieder, aber das geschieht ja oft und ist harmlos!" – gäbe es keine hormonellen Reaktionen und somit auch keine Unruhe.

Gegen diese Form der Störung hilft wahrscheinlich nur der Umzug in eine andere Wohnung, die hoffentlich frei von diesem Einfluss ist. Abhilfe schafft auch eine Änderung der Lebenseinstellung, sodass man diese Gegebenheiten nicht als Stress und Last empfindet, sondern als Teil des speziellen persönlichen Lebensumfelds. Doch dazu mehr im entsprechenden Kapitel.

Wasser

Nachdem Sie sich nun vielleicht schon auf den Weg gemacht haben, Ihre Wohnung bewusst nach Reizquellen abzusuchen und vielleicht auch schon Pläne gemacht haben, das eine oder andere zu verändern, zu verbessern, kommen wir nun zu dem unerschöpflichen Thema Wasser. Dies sollte nicht unterschätzt werden, immerhin bestehen wir zu durchschnittlich 70 Prozent aus diesem alles andere als überflüssigen Stoff. Und eigentlich sollte uns wichtig sein, was unsere Zellen und Membranen durchflutet und durchspült. So, dann schauen wir mal!

Insbesondere für uns Hochsensible ist dieses Element wichtig, denn wenn wir unter Stress geraten, ist es sehr hilfreich, besonders viel Wasser, möglichst ohne Kohlensäure und andere Zusätze, zu trinken. Es ist, wenn es in der richtigen Qualität aufgenommen wird, durchaus geeignet, unseren Energiespeicher aufzutanken.

Es kann aber auch unsere Lebensgeister schwächen. Das ist dann der Fall, wenn die Lebensgeister des Wassers selbst auch geschwächt sind.

Denn kaum ein munteres Bächlein darf heute noch uneingeschränkt durch grüne Wälder und Auen mäandern und über Steine und Felsen springen und sich dabei energetisieren.

Nein, alles wird begradigt, leblos und starr gemacht, kontrollierbar und übersichtlich. Die Felder liegen, um optimal bewirtschaftet werden zu können, wie mit dem Lineal begrenzt, eines am anderen. Wo bleibt da noch Platz für ein sich schlängelndes Bachbett? Durch diese aufgezwungene Geradlinigkeit wird das Wasser unbeweglich, regelrecht starr, kann keine Wirbel mehr bilden, die es braucht, um sich zu reinigen und um sich durch die Landschaft zu bewegen. Allein ein leichtes Gefälle reicht nicht, um es in Bewegung zu bringen und zu halten. Es verschlammt und so kommt es auch leichter zu Überschwemmungen bei stärkeren Niederschlägen, denn das begradigte Bachbett kann nun nicht mehr so viel Wasser aufnehmen.

Mit solch unbelebtem Wasser bewässerte Felder bringen keine Früchte mit Vitalkraft mehr hervor, ganz zu schweigen von den Folgen der einseitigen Überdüngung durch Gülle und synthetische Dünger. Wenn der Acker im Frühjahr aufgebrochen und die Saat eingebracht wird, kann ich keinen Regenwurm, keine Käfer oder Larven entdecken. Ich kann mir nicht vorstellen, welche Bodenorganismen die aufgebrachte Gülle noch in den Boden einarbeiten sollen, um den Dünger den

Ackerpflanzen zugänglich zu machen. Regen- und Schneefall schwemmen dann also die Düngemittel in den nächstbesten Graben – denn einen Bach kann man so etwas ja wohl nicht mehr nennen.

Man weiß von diesen Fehlern. Es wird immer mehr in das öffentliche Bewusstsein gebracht, was alles nicht stimmt, aber was nutzt das, solange Landwirte ihr Verhalten nicht ändern, es gar nicht können, weil sie sonst unwirtschaftlich arbeiten und Verlustgeschäfte machen.

Andererseits ist es möglich, im Schwingungs- und Informationsbereich vieles wieder gutzumachen, sodass jeder für sich selbst Maßnahmen ergreifen kann, um die Wassersituation in seinem eigenen Rahmen zu entschärfen.

So hat der Japaner *Dr. Masaru Emoto* entdeckt, wie durch ein spezielles Gefrierverfahren Wasserstrukturen sichtbar gemacht werden können. Sie lassen erkennen, dass man dem Wasser zum Beispiel Emotionen aufprägen kann und dadurch dessen Struktur verändert. So kann aus einem völlig unharmonischen „gekränkten" Wassertropfen, der schon mit allzu viel Ungemach in Form von Verschmutzung und Kläranlagen in Berührung gekommen ist, durch ein Gebet oder ein Gefühl wie Dank oder Liebe oder jeglichen positiven Gedanken ein Wassertropfen werden, der, wenn er gefriert, zu einem wunderschönen strahlenden symmetrischen Eiskristall wird.

Dadurch haben wir glücklicherweise die Möglichkeit, unser Trinkwasser mit harmonischen Gedanken und Wünschen aufzuwerten. Es wurden schon Seen mit Mantras besungen und mit Gebeten bedacht und die Wasserqualität dadurch verbessert, wie Dr. Masaru Emoto in seinen Versuchen belegt hat. Das wurde meist durch größere Gruppen bewirkt, aber warum sollten wir unsere relativ kleinen Mengen an Trinkwasser nicht selbst „veredeln" können?

Wasser ist laut Trinkwasserverordnung das sauberste Lebensmittel, das es in Deutschland gibt!

Und doch ergießt es sich, bevor es in unsere Leitungen gerät, die sogar heute noch, vor allem in Altbauten, teilweise aus Blei gefertigt sind, über viele unschöne Orte. Es fließt durch verschmutzte Kanalrohre, wird von Flüssen mitgezogen, die ebenfalls begradigt wurden, um nutzbar zu sein, und die nur dann so etwas wie Eigendynamik und scheinbare Energie bekommen, wenn es zu Überschwemmungen kommt. Alle diese unschönen Dinge, mit denen Wasser in Berührung kommt, wie Altöl, Düngemittel, Pestizide, Insektizide, Chemikalien und kurz vor dem Weg in unsere Trinkwasserleitungen die Kläranlagen mit ihren chemischen und physikalischen Reinigungsprozessen, drücken dem Wasser ihren Stempel auf, denn durch seine Molekülanordnung lässt sich Wasser nur zu gern „beeindrucken". Es ist wie ein kleines unschuldiges Kind, das alles an Information aufnimmt, was man ihm gibt.

Das Wasser kommt „nicht nur sauber, sondern rein" aus der Kläranlage, es ist kein Schmutz, keine Verunreinigung mehr auszumachen. Man sollte meinen, das täte unserem Körper gut. Aber was nicht durch Teststäbchen festzustellen und Filter zurückzuhalten ist, sind die Frequenzen und Informationen der Chemikalien, mit denen das Wasser in der Kläranlage behandelt wurde oder generell in Berührung kam. Diese sind alle im Wasser gespeichert!

Bevor ich weiter über das Wasser erzähle, hier noch einige Erläuterungen zu Informationen, die in Form von Schwingungen und Frequenzen weitergegeben werden.

Frequenzen und Schwingungen

Die einzige Konstante auf unserer Erde
ist die Wandlung.
Wandlung ist Bewegung.
Bewegung ist Schwingung.
Alles schwingt.
Schwingung ist alles.

Chinesische Philosophie 5000 v. Chr.

Alles schwingt, alles ist Schwingung. Jedes Ding hat seine eigene Schwingung. Sogar die Erde. Sie schwingt in einer eigenen Frequenz, der Schumann-Resonanz, etwa sieben bis acht Mal in der Sekunde. Wir Menschen können diesen Herzschlag der Erde nicht bewusst wahrnehmen, aber genau diese Frequenz wurde sogar im Herzbereich des Menschen gemessen.

Auch Steine haben Schwingungen, ihre Struktur besteht – wie alles auf der Welt – aus Atomen, deren Kern von mehreren Schalen umgeben ist, auf denen Elektronen herumschwirren (Bohr'sches Atommodell). Atome kleben nicht aneinander, sondern sind, gemessen an der Größe der Atome, durch riesige Zwischenräume getrennt. Je kleiner diese Zwischenräume sind, umso dichter ist die Materie, in diesem Fall die des Steins. Dennoch befinden sich auch in ihm die Elektronen in Bewegung, dadurch schwingt der Stein, obwohl er starr und leblos aussieht. Diese Schwingungen erzeugen ein Muster. Wenn Wasser über diesen Stein fließt, prägt sich ihm dieses Muster auf, es nimmt also einen Gruß von dem Stein mit und behält ihn. Unter anderem das Geomagnetfeld sorgt dafür, dass das Wasser dieses Muster nicht mehr loslassen kann.

Dieses Phänomen macht man sich zunutze, wenn man Edelsteine ins Trinkwasser gibt, um es mit deren heilenden Schwingungen zu versetzen. Es gibt mittlerweile Hersteller, die Heilsteine in einen Glaskrug, in Gläser oder in einer speziellen Glasphiole eingießen.

Aber nun fließt das Wasser nicht nur über Steine, auch die Chemikalien, mit denen es in Berührung kommt, bestehen aus Stoffen, deren Schwingungen dem aufnahmewilligen Wasser gleichsam aufgestempelt werden.

Dann kommt es aus dem Wasserhahn, beladen mit all diesen Schwingungen, diesen Frequenzen und tritt den Weg in unseren Körper an. Es hat tausende von „Grüßen" abzuladen, auf seiner Wanderschaft durch Organe, Zellen, Membranen, Körperflüssigkeiten. Es verweilt für kürzere oder längere Zeit an jenen Orten und lässt die mitgebrachten Frequenzen wie ein kleiner Strahler auf sein Umfeld einwirken. Dadurch beeinflusst es auch Stoffwechselsituationen auf sehr unterschiedliche Weise, je nachdem, ob es überwiegend „günstige" oder „ungünstige" Informationen trägt.

Was kann ich denn nun gegen diese ungünstigen Informationen tun, werden Sie zu Recht fragen!

Ein kleiner Tipp: Wenn Wasser über 40° Celsius erwärmt wird, brechen kurzfristig die als Cluster bezeichneten Verbindungen der Moleküle untereinander auf, und wenn man dieses warme Wasser in kleinen Schlucken trinkt, kann es, bevor sich die Cluster wieder bilden, im Körper neue Verbindungen eingehen und den Körper entgiften. Man kann diese Cluster auch kurzfristig aufbrechen, indem man Wasser kurz vor dem Trinken kräftig durchschüttelt, es wird dadurch auch bekömmlicher und schmeckt weicher.

Sämtliche Informationen des Wassers könnte man nur löschen, wenn das Geomagnetfeld aufgehoben ist, wie im Weltraum zum Beispiel oder in einem Raum, der das Feld abschirmt. Aber es ist fraglich, ob derartig informationsloses Wasser sinnvoll oder nicht sogar schädlich ist.

Da man sich (bisher) sein Wasser nicht selbst zurechtbasteln kann, ist es zweckmäßig, beim Einkaufen auf die Wasserqualität zu achten. Es gibt zudem mittlerweile eine Vielzahl von Filtern und Aufbereitungsanlagen, auf die ich hier nicht näher eingehen möchte. Sie finden weitere Informationen im Internet oder im Fachhandel.

Sie können Ihr Wasser auch für sich persönlich mit Informationen versehen, indem Sie das Trinkglas eine Weile auf ein Symbol Ihrer Wahl stellen.

Allerdings ist nicht jedes Wasser für jeden Organismus gleich zuträglich. Mineralarmes Wasser ist gut für Menschen, die entgiften wollen. Sportler dagegen brauchen, weil sie stark schwitzen und dadurch viele Salze verlieren, Wasser mit Elektrolyten. Schwangere und Kleinkinder benötigen wiederum Wasser mit anderer Zusammensetzung.

Ich bin dafür, auch auf die Behälter zu achten, in denen das Wasser abgepackt ist, denn Glas hat durch Siliziumoxid sicher bessere Einwirkungen als Kunststoff-Flaschen. Letztere enthalten zumeist Weichmacher, die das Hormonsystem ungünstig beeinflussen. Abgesehen davon ist die vom Kunststoff an das Wasser abgegebene Information sicher nicht vorteilhaft für den menschlichen Körper. Es gibt noch Tetrapaks. Auch diese empfehle ich nicht als optimale Getränkebehälter, da sie mit einer Metall- (meist Alu)folie ausgekleidet sind und auch diese Aluminium-Informationen sind für unseren Körper nicht von Vorteil.

Am vorteilhaftesten ist es immer noch, Wasser in Glasflaschen zu kaufen – auch wenn dies mancherorts kaum noch erhältlich ist.

Wer mit dem Pendeln vertraut ist, kann auch damit sehr gut das Wasser seiner Wahl für sein Wohlergehen finden.

Wasserbetten

Und nun noch, wie versprochen, etwas über Wasserbetten. Der Mensch besteht zu ca. 70 Prozent aus Wasser. Daher geht er sehr stark in Resonanz mit jeglichem Wasser außerhalb seines Körpers.

Wasserbetten bestehen aus Gummi- oder Plastikschläuchen, die über Jahre hinweg mit demselben Wasser gefüllt sind. Das Wasser mag am Anfang noch energiegeladen gewesen sein, aber im Laufe der Zeit steht es regelrecht ab, weil es, wie oben erklärt, keine Energie durch die Bewegungsabläufe, die es im natürlichen Bachbett hätte, mehr zugeführt bekommt. Es ist völlig energielos und kann dem darauf Schlafenden keine Energie mehr zuführen, das Gegenteil ist der

Fall, denn die Schwingungen des erschöpften Körpers haben sich im Lauf der Zeit dem Wasser eingeprägt, und so wird der das Bett nutzende Mensch immer müder und schlafsüchtiger und der Schlaf hat keinen Erholungseffekt mehr.

Da zudem Wasserbetten auch noch beheizbar sind, nehmen die Wassermoleküle die Frequenz der Heizung auf (elektrische Geräte haben im allgemeinen eine Frequenz von 50 Hertz, das sind 50 Schwingungen pro Sekunde) und geben sie an den Körper ab, selbst wenn die Heizung nicht mehr angeschaltet ist. Normalerweise hat das menschliche Gehirn während des Schlafes eine Frequenz von unter 1–4 Hertz! Die hohe Frequenz von 50 Hertz ist normalerweise nur bei gesteigerter Konzentration messbar, stört also den Schlaf!

Wer auf sein Wasserbett nicht verzichten möchte, sollte, wenn der Aufwand es erlaubt, das Wasser in regelmäßigen Abständen erneuern lassen.

Ob es sinnvoll ist, dieses Wasser vor dem Einfüllen zu energetisieren, kann ich nicht beurteilen, da Sie ja in dem Bett *schlafen* und nicht munter werden wollen!

Eine Wassergeschichte

Zu Beginn des Buches hatte ich angekündigt, dass ich zu allen Punkten etwas Persönliches, also eigene Erfahrungen schreiben werde. Die folgende Geschichte wird den Lesern des ersten Buches bekannt sein, aber ich erzähle sie hier noch einmal, denn sie passt so gut zum Thema des lebendigen Wassers, der Schwingungen und Frequenzen.

Die Geschichte zeigt, wie sehr Wasser auf unser Leben Einfluss nimmt, nicht nur physikalisch. Es kann auch, wenn wir uns darauf einlassen, unsere Seele berühren. Es gibt so viele Meditations-CDs mit den Geräuschen von Regenschauern, Quellplätschern, Bachrauschen, Flussgeräuschen, Wasserfällen bis hin zu Meereswellen. Sie alle wirken auf uns, jedes einzelne Geräusch berührt jede einzelne Seele auf einzigartige Weise.

Der Wassernöck

Ich sitze an einem Bach. Trotz der jungen Brennnes-
seln, die beginnen, ihre gezackten Blätter und kanti-
gen Stängel aus der Erde zu schieben, sieht es nicht
besonders schön aus. Alle anderen Pflanzen an die-
sem Bach, Brombeeren, Gebüsche und junge Weiden,
wurde rücksichtslos zurückgeschnitten, man kann
es fast schon geschreddert nennen.
Die Wildschweine profitieren davon, leichter Zugang
zum Wasser zu finden, ich sehe ihre Spuren am Ufer,
im Morgengrauen haben sie dort sicher ihren Durst
gelöscht.
Aber ich sitze jetzt dort, auf einem Brocken Basalt-
gestein über einer Stelle, wo Wasser glucksend in
den Bach hineinströmt. Es bildet wunderschöne Wir-
bel, die zusammen mit der Sonne fließende Licht-
zebrastreifen weben. Sie wandeln sich ständig. Das
Glucksen ist so schön besänftigend und beruhigend,
denn ich kam in einer sehr unruhigen Stimmung
hierher. Ich steige aus, aus meiner Anspannung, aus
der Endwinterstimmung, hinein in die Stimmung
des sonnigen Wassers und habe Sommergefühle.
Ich würde am liebsten Schuhe und Socken auszie-
hen und ins Wasser steigen, ungeachtet der noch
kühlen Lufttemperatur. Am Rand meines Blickfeldes

schwimmt die Spiegelung der Sonne auf der von Wind und Strömung bewegten Wasseroberfläche. So kommt es, dass in einem bestimmten Rhythmus dieses Blitzen bei mir ankommt. Ich schätze, dass es etwa fünf pro Sekunde sind, also 5 Hertz entspricht. Das geht schon ein paar Minuten so, ich werde ruhiger und ruhiger, ich weiß, dieses Blitzen beeinflusst meine Hirnströme, sodass sie eine Frequenz annehmen, die im Theta-Bereich (4–7Hz, siehe unten die Erklärung zu den Hirnwellen) liegt und ideal für Meditation ist und um seine Intuition zu verstärken.

Kein Wunder, dass ich so entspannt bin. Auch das Basaltgestein unter mir versorgt mich mit Information, es schenkt mir eine schwere, warme Energie. Ich gerate in regelrechte Traumsequenzen, sehe das Wasser atmen und pulsieren und habe das Gefühl, ich könnte mich genau jetzt in ein kleines Wesen verwandeln, in dieses unbeschreiblich schöne, vom Wasserlauf geformte Becken mit tanzendem Wasser eintauchen, auf dessen Grund sich leuchtend bunte Kiesel sonnen, mir einen Fisch suchen, dem ich die Kiemen kraulen kann und danach in einem Ballen mit Froschlaich wühlen und die kleinen bald schlüpfenden dickbäuchigen Kaulquappen zählen.

Natürlich bin und bleibe ich so groß wie ich bin, und so sehe ich, wie die vom Wind bewegte Wasseroberfläche mit Hilfe der Sonne schlierige, sich wandelnde Muster auf den zumeist sandigen Bachgrund zeichnet. Das wirkt regelrecht hypnotisierend. Ich habe das Gefühl, mich beim Beobachten aufzulösen, werde selbst konturlos, weich, beweglich, fließend wie Wasser …
Die Lerchen steigen über mir schwätzend und zwitschernd in die Höhe und reißen damit meine Blicke vom Wasser los, wieder nach oben, wo ich weiße Lichtwirbelchen im Himmel sehe. „Luftkaulquappen" nenne ich sie für mich.

Nach solchen Erlebnissen kann man gut verstehen, wie es früher zu Sagen und Überlieferungen von Wassernixen, Wassergeistern und dem Wassernöck kommen konnte! Es war so, also hätte mich der Wassernöck beinahe erwischt! Zum Glück nur beinahe, denn sonst hätte ich ihm für den Rest meines Lebens zusammen mit seinen anderen Wassergeistern Wasserlinsen aus den Haaren kraulen müssen!

Die Lerchen haben mich gerettet, dem Himmel sei Dank!

Astrologie und Hochsensible

Was hat Astrologie mit Hochsensibilität zu tun, werden Sie erstaunt fragen.

Nun, wie ich bereits erwähnte, ist zu vermuten, dass die Veranlagung zur Hochsensibilität angeboren ist. Und Astrologie-Interessierte wissen, dass Veranlagungen im Geburtshoroskop zu finden sind. Auch ich bin von der Astrologie fasziniert, weiß auch schon einiges darüber, aber habe hier die Hilfe von Gerhard Miller, der bisher zwei Bücher über Astrologie veröffentlicht hat,[*] in Anspruch genommen. Er hat mir die typischen Konstellationen für Hochsensible herausgesucht. Hier stelle ich sie vor.

Dazu muss ich sagen: Wenn jemand eine oder mehrere der folgenden Konstellationen in seinem Geburtshoroskop findet, so heißt das nicht, dass er die beschriebenen Eigenschaften in der geschilderten Ausprägung zeigen muss. Die Astrologie macht geneigt, sie zwingt nicht. Außerdem ist dies nur ein

[*] Miller, Gerhard: Karma und Gesundheit, Radeberg: Zeitenwende, 2006, ders: Homöopathie und Astrologie, Darmstadt: Schirner, 2008.

einzelner möglicher Aspekt von vielen, die gemeinsam wirken. Erst die Zutaten und ihre Kombination machen den Geschmack und den Nährwert eines Eintopfes aus. Nicht eine einzelne Komponente!

Und noch etwas Wichtiges: Wenn Sie nun den einen oder anderen Aspekt in Ihrem Horoskop entdecken, wäre es völlig falsch zu sagen: Aha, ich habe es ja gewusst, es steht in den Sternen, es ist angeboren, ich muss so sein, es geht nicht anders … Auch da sage ich wieder: Die Sterne bewirken die Veranlagung, sie zwingen aber nicht!

Wir haben also eine Neigung, wir haben damit aber auch eine Lernaufgabe, eine Entwicklungschance. Die Sterne sind unsere Entwicklungshelfer, jedoch ohne uns missionieren zu wollen. Sie können uns helfen, wenn wir sie lassen!
Wenn Sie mehr darüber erfahren wollen und Beratung und Hilfe suchen, wie Sie über die im Horoskop gefundenen Aspekte lernen können, mit Ihren hochsensiblen Eigenarten umzugehen, befragen Sie einen kompetenten Astrologen, der sich auch mit Psychologie und Persönlichkeitsanalyse befasst. Er kann für Sie im Radixhoroskop (Geburtshoroskop) ergänzende Aspekte und damit Möglichkeiten ausfindig machen, die Herausforderung nicht als Problem oder gar Benachteiligung zu sehen! Er wird Ihnen helfen, Seiten an Ihnen zu finden, die, wenn Sie sie stärken, ein Gewinn für Sie und Ihr Leben sind.

Hochsensible Aspekte und Lernaufgaben

Mond in Haus 4, Mond in Krebs

Liebt sein Bett und sein Sofa als Rückzugsraum. Am liebsten hätte er wie der Waran WAWA in dem Puppenspiel „Urmel aus dem Eis" von der Augsburger Puppenkiste eine riesengroße, von innen verschließbare Auster, in die er sich verkriechen kann. Drinnen ist es ruhig, gemütlich und die Welt bleibt draußen. Da kann man seinem (manchmal verletzten) Gefühlsleben und den vielen Erinnerungen an die Kindheit ungestört nachspüren.

Wer eine solche Planetenstellung in seinem Geburtshoroskop entdeckt, kann damit rechnen, anfällig für Bewegungsarmut zu sein; er geht zeitweise am liebsten nur zum Brötchenholen vor die Tür.

Wenn man selbst dazu keine Lust hat, gibt es eine Bezugsperson, die das erledigt und ohne diesen Menschen kann man ganz schön hilflos sein. Nicht nur wegen der Brötchen.

Lernthema: Zuviel Rückzug verkleinert den Horizont und entwöhnt vom Leben!

Wer eine dieser Planetenstellungen in seinem Horoskop hat, will alles besonders gut und besonders genau machen. Das führt dazu, dass man aus Angst davor, dass etwas schiefgehen oder dass man die Kontrolle verlieren könnte, alles ganz perfekt vorbereitet, um nur ja keine (unangenehme) Überraschung zu erleben. Das kann auch dazu führen, dass man andere Menschen überbehütet, um auch bei ihnen vor Überraschungen sicher zu sein. Solche Menschen können nur ganz schwer loslassen und den Dingen ihren Lauf lassen.

Wer durch so viel Perfektionismus seine ganze Kraft verstreut, reagiert auf äußere Einflüsse mit außergewöhnlicher Störanfälligkeit. Er besitzt eine sehr empfindsame Körperwahrnehmung.

Lernthema: Vertrauen üben, um loszulassen!

Mond in 12, Mond in Fische

Mit dieser Planetenstellung ist man möglicherweise stark umgebungsabhängig. Man will stets für alle da sein, fühlt die Befindlichkeiten und Empfindungen der anderen wie seine eigenen, will helfen, lässt sich dabei auslaugen, und kümmert sich, bis man zusammenbricht. Man erlebt sich selbst nur dann lebendig, wenn man es durch andere erlebt und treibt dann in einem Ozean ständig wechselnder Ereignisse. Wenn das nicht möglich ist, empfindet man eine große innere Leere.

Lernaufgabe: Wie weit bringe ich mich ein, ohne mich aufzehren zu lassen?

Mond Aspekt Neptun
(Konjunktion, Trigon, Opposition, Quadrat)

Diese beiden Planeten zeigen im Aspekt zueinander ein vielfarbiges Gefühlsspektrum, ein reiches Traum- und Gefühlsleben, allumfassende Intuition, große Empathie und ein mediales Talent, das Emotionen anderer empfängt und selbst empfindet. Das kann auch bedeuten: Man fühlt zu viel.

Man hat das Gefühl, in einem Ozean ständig wechselnder Ereignisse zu treiben, bewundert deren Schönheit, fürchtet ihre Schrecken und kämpft darum, an der Oberfläche zu bleiben und nicht unterzugehen.

Man ist verwirrt darüber, was man da so fühlt, man weiß nicht, seit wann das so ist und warum. Man weiß auch nicht so recht, welchem seiner Eindrücke man gerade glauben soll. Das kann damit enden, dass man sich in ein unentwirrbares Knäuel von verwirrenden Eindrücken und Gefühlen verwickelt.

Lernaufgabe: Wie und wodurch finde ich für mich selbst Halt und Festigkeit?

Merkur in Haus 12, Merkur in Fische, Merkur verletzt

Menschen mit diesem Horoskop haben oft das Gefühl, Logik und Intuition verwischen sich, verschwimmen miteinander. Dafür können sie regelrecht zwischen den Zeilen lesen! Sie versuchen auch verzweifelt, Unaussprechliches in Worte zu fassen, ringen dabei um Worte. Man weiß plötzlich etwas, aber nicht, woher man das weiß. Der Geist entflieht allzu leicht in höhere Sphären. Zusammenhanglos wird das Erlebte wiedergegeben. Manchmal schreibt man Buchstaben durcheinander oder sogar spiegelbildlich.

Als Dichter zeigt solch ein Mensch eine entgrenzte und romantische Wortwahl. Die Verständigung mit ihm kann sich schwierig gestalten, denn sein Bewusstsein ist oft mit „höheren" Dingen beschäftigt. Manchmal ist er einfach sprach- und verständnislos. Er kann das, was ihm gesagt wurde, erst nach mehrmaligem Wiederholen verstehen, und zwar nicht, weil er schlecht hört, sondern weil er gerade wieder in anderen Sphären unterwegs ist.

Lernaufgabe: Jedem Zustand seinen Raum gewähren, alles zu seiner Zeit.

Merkur Aspekt Neptun

Logik und Intuition stehen hier in enger Verbindung. Im ungünstigen Fall kann das bedeuten: Zwei Hirnhälften stehen sich in zwei entgegengesetzten Lagern gegenüber: Quantenphysiker und Kabbalist, Extremesoteriker und Radikalskeptiker. Das kann so aussehen: Heute glaube ich daran, dass mir Engel eine Botschaft channeln, und morgen zählt nur noch, was messbar und im Labor wiederholbar ist.

Im weniger extremen Fall zeigt sich eine erhöhte Empfänglichkeit für Umweltreize, man wird durch grob- und feinstoffliche Informationen überflutet und kann sie nicht einsortieren, es gibt keine klar definierten Schubladen für nicht klar definierte Informationen. Im Extremfall entsteht ein Konflikt zwischen Tatsachen- und Wunschdenken. Man lügt sich selbst in die Tasche, biegt sich Fakten zurecht, kann Dichtung und Wahrheit nicht auseinanderhalten.

Lernaufgabe: Ich vereine Verstand und Intuition!

Neptun in Haus 1

Man wirkt oft wie weggetreten und erscheint so bedürftig, dass man sogar Hilfe von völlig Unbekannten erhält. Selbst neigt man dazu, als helfender „Engel" in fremden Lebensbereichen ungefragt und ungebeten zu wirken, weil man es braucht, gebraucht zu werden. So entstehen gegenseitige Abhängigkeiten!

Man wirkt auf andere, als habe man kein eigenes Selbst, schwingt mit der Umgebung und übernimmt deren Muster oft unbewusst als eigene. Man gibt fremde Erkenntnisse wieder, weil man sie für eigene hält! Als Beispiel zeigt sich auch hier der hochsensible Dichter, der die Strömungen seiner Umgebung aufnimmt, sie zunächst zu seinen eigenen macht und dann aufs Papier bringt.
Solch ein Mensch leistet gegen nichts und niemanden Widerstand, will nur, dass man ihm gewogen ist und bleibt, versteckt sich als ewiger Mitläufer hinter seinen Tarnungen und passt sich allem und jedem an, der ihm wichtig ist. Somit hat er wenig eigene Struktur, weil er ständig seine Form wandelt.

Lernaufgabe: Mein Selbst suchen und finden.

Neptun in Haus 3, Fische Häuserspitze 3

Auch hier kann sich eine erhöhte Empfänglichkeit für Umweltreize zeigen, wodurch man natürlich ganz leicht von Informationen überflutet wird. Das Resultat kann eine verlangsamte Auffassungsgabe sein, und da man ständig mit Informationen aller Art überflutet wird, die wahrgenommen werden wollen, wirkt man häufig geistesabwesend. Man nimmt die Umgebung in Farb-, Geräusch und Bildclustern, also großen Informationseinheiten, wahr, hat eine reduzierte selektive Wahrnehmung, tut sich schwer, Details wahrzunehmen, sucht etwas, aber findet es nicht …

Diese Menschen haben eine besondere Begabung für folgende Berufsbilder: Graphologe, Astrologe, Telefon-Medium.

Lernaufgabe: Den Blick fokussieren.

Aszendent in den Fischen

Die Übersetzung hierfür kann lauten: Hochsensibel, passiv und permanent auf Hilfe angewiesen, um sein Leben zu organisieren.

Ein solcher Mensch hat Angst, sich treiben zu lassen und den Halt zu verlieren. Er hat sein inneres Selbst noch nicht gefunden und wirkt dadurch auch bedürfnislos.

Lernaufgabe: Ich finde meine Stärke in mir!

Sonne in Haus 6, Sonne in Jungfrau

Wenn man allein diesen Aspekt betrachtet, gerät man in Versuchung, zu glauben, der betreffende Mensch sei sehr kritisch, ein absoluter Perfektionist, und könne nur er selbst sein, wenn das Umfeld stimmt.

Das könnte ihn zu folgenden Berufen befähigen: Laborarbeiter, Feinmechaniker, REFA-Fachmann, Kartograf, Statistiker. Durch diesen ausgeprägten Hang zur Perfektion, der ja auch sehr viel Anspannung bedingt, kommt es leicht zu Angst vor Überflutung durch äußere Reize, kurz: Man wird außergewöhnlich störbar und braucht eine Rückzugsmöglichkeit in eine klar umrissene Umgebung.

Der Mensch mit Jungfrau-Sonne wird oft folgendermaßen beschrieben: Er ist bodenständig, ordentlich und pedantisch, praktisch veranlagt, gliedert, stellt sachdienlich dar. Sein hoher Anspruch an sich und andere scheint zu einer überkritischen Haltung zu führen. Er praktiziert relativ emotionslos reines Nutzdenken und zeigt manchmal eine neurotisch anmutende Reinlichkeit und Angst, die Übersicht zu verlieren.

Lernaufgabe: Das Leben hält mehr für mich bereit!

Sonne Aspekt Neptun

Das Ich und die Umwelt erscheinen, als seien sie eins. Es existieren keine Grenzen, da alles verschleiert und vernebelt erscheint. Wenn man aufgrund dieser Durchdringung keine eigenen Grenzen hat, diese daher auch nicht kennt, entsteht eine Unfähigkeit, Angriffe souverän abzuwehren, und man hat zu wenig Halt in sich selbst.

Oft weiß man nicht genau, wer man selbst ist und was man vom Leben erwarten kann. Man gibt und opfert sich auf und redet sich dabei ein, glücklich zu sein, wenn man gebraucht wird. Man fühlt sich nicht gewürdigt, ist verletzt und daraus entsteht im schlimmsten Fall Entscheidungsunfähigkeit und Hass.

Der Überbegriff des Themas könnte lauten: Egoismus kontra Empathie.

Lernaufgabe: Ich nehme meine eigenen Grenzen besser wahr!

Vergessen Sie nicht: Diese Planetenstellungen und Aspekte müssen auch noch in den jeweiligen Tierkreiszeichen gesehen werden, denn diese verleihen eine weitere wichtige Facette der Ausprägung und Erscheinung. Das hier zu erläutern, würde zu weit führen und den Rahmen sprengen.

Mit meiner kurzen Erörterung wollte ich Sie neugierig machen und Ihnen einen weiteren Weg zeigen, wie Sie sich Hilfe suchen können, um zu lernen, mit den Begabungen, aber auch den besonderen Herausforderungen der Hochsensibilität umzugehen. Ein gut ausgebildeter Astrologe, der zum Beispiel in der Persönlichkeitsdiagnostik arbeitet, kann mit Ihnen zusammen im Gespräch daran arbeiten, mit Ihrer ganz speziellen Konstellation im Horoskop als Werkzeug und Wegweiser umzugehen und Wege zu finden!

Empfehlungen für Sensible und Hochsensible

Wie sollen Sensible mit Hochsensiblen umgehen?

Ich bekam von einer Leserin die Anregung, Normalsensible einfach als Sensible zu bezeichnen. Die Bezeichnung Nicht-Hochsensible und Normalsensible empfinde sie ein wenig als ausschließend, ausgrenzend. Ich muss gestehen, auch mir geht es so. Noch unangenehmer empfinde ich allerdings den Ausdruck „Normalos", den ich nicht anwende, der aber in entsprechenden Kreisen öfters zu lesen ist. Das ist nicht unbedingt ein Zeichen für feinfühligen, toleranten Umgang mit anderen. Des Weiteren fragte sie mich geradeheraus:
Wie sollen Sensible mit Hochsensiblen umgehen?
Sie vermisste nähere Angaben dazu in meinem ersten Buch *Wenn du zu viel fühlst*. Ich bin tatsächlich nicht explizit darauf eingegangen. Meine Absicht war, Hochsensiblen zu zeigen, wer sie sind, und Sensiblen einen Einblick zu geben, was mit den Hochsensiblen in ihrem Umfeld los ist. Das ist mir, wie ich finde, auch gelungen.

Aber so, wie ich hier, in diesem Praxisbuch, Hochsensiblen Methoden an die Hand geben möchte, ihr Leben besser zu meistern, genauso möchte ich auch Sensiblen Ratschläge an die Hand geben, was sie in der Begegnung mit Hochsensiblen beachten können.

Dies war zunächst nicht leicht für mich. Ich musste doch erst einmal selbst herausfinden, wie es ist, sich als Hochsensible zu entdecken, sich anzunehmen und wertzuschätzen. Bei diesem Prozess beginnt das Selbstbewusstsein zu wachsen und sich zu stabilisieren. Und das braucht seine Zeit.

Jemand, der immer gewisse Situationen gemieden hat, aus Angst, überfordert zu werden, muss nun lernen, seine Grenzen zu finden, sie auszuloten und zu ihnen zu stehen. Nun kann er sich wieder verstärkt ins Leben wagen, nein, je nach Grad der Rückzugstendenzen muss oder sollte er es allmählich. Mit Vorsicht und einer Art von Bandagen. Diese können wie folgt aussehen: Ich höre auf die Signale meines Körpers und gewähre mir zeitweise Pausen und Rückzüge. Ich trainiere mich Schritt für Schritt darauf, mehr Aktivitäten zuzulassen, wenn ich dazu Lust habe, aber ich zwinge mich nicht zum Durchhalten. Stattdessen lege ich häufiger kleine Pausen ein.

Bevor ich und andere Hochsensible „unseren" Sensiblen Ratschlägen geben können, wie sie mit uns umgehen können, muss ich als Hochsensible/r zuerst mit mir selbst umgehen können.

Einen ganz wichtigen Faktor habe ich schon oben genannt:

An erster Stelle müssen wir lernen, zu uns selbst zu stehen. Wir sind nun mal anders und das ist, wie es ist. Es ist nicht gut und nicht schlecht. Es ist eben so.

Es gibt keine allgemeingültigen Regeln, Rezepte, Ratschläge für Hochsensible, mit dem Leben besser klarzukommen, genauso wenig wie es sie für Sensible gibt. Und daraus folgend gibt es auch keine allgemeinen Regeln für Sensible, um mit Hochsensiblen klarzukommen. Vielleicht nutzt es ja, sich in den anderen hineinzuversetzen. Die Schwächen kennt man ja meist und die Stärken der Hochsensiblen schätzt man.

Und andersherum: Hochsensible brauchen sich nicht zu rechtfertigen, wenn es ihnen zuviel wird. Sie brauchen sich nicht zu erklären, nicht jeder muss wissen, dass man hochsensibel ist. Es sollte doch genügen, wenn jemand sagt: So, es war schön bei euch, aber jetzt gehe ich!

Weitere Tipps

Wenn Hochsensible überreizt sind, haben sie Schwierigkeiten, Informationen aufzunehmen, weil sie ja schon völlig „überfüllt" sind.

Es wäre auch für Normalsensible eine gute Maßnahme, zum Beispiel beim Telefonieren dem Gegenüber die Möglichkeit zu geben, die Aufmerksamkeit einzuschalten.

Das ist schwierig, wenn jemand anruft, sofort den Namen nennt und den Gesprächspartner mit Informationen „überfällt" wie zum Beispiel: „Müller, Allgemeine Versicherung für … Nürnberg, Ihr Vertrag …"

Besser wäre: „Guten Tag, Frau Nebel, hier spricht Frau Müller von der Allgemeinen Versicherung. Ich würde gerne mit Ihnen über Ihren Vertrag sprechen."

In vielen Agenturen, Versicherungen, Banken und anderen Firmen oder Institutionen werden solche Kommunikationsregeln teilweise schon beachtet. Doch umgekehrt sollten auch Privatpersonen bei Anrufen in Firmen oder bei Behörden dies tun, denn der dort Angerufene könnte auch ein Hochsensibler sein und wäre sicher dankbar, bei einem Anrufer nicht lange rätseln und hinterfragen zu müssen, wer da jetzt aus welchem Grund anruft.

Grenzen – für Hochsensible ganz wichtig!

Hochsensible sind, wenn sie sich selbst entdeckt haben, grenzenlos. Das klingt toll, so richtig schön nach Unbegrenztheit, Entgrenztheit! Toll! Aber es ist nicht toll! Wirklich nicht. Jeder Mensch braucht Grenzen, um gesund agieren und reagieren zu können! Wie kann ich meine Grenzen wahren, bewahren, wenn ich sie nicht kenne? Wie kann ich andere davon abhalten, meine Grenzen zu überschreiten, wenn ich selbst nicht weiß, wo sie verlaufen und wo „ich" anfange? Wie kann ich meine Grenzen schützen, wenn ich sie selbst dauernd überschreite, alle meine Zäune niederreiße? Wie sollen die Sensiblen wissen, wie sie mit mir umgehen sollen, wenn ich Hochsensible/r es selbst nicht weiß?

> *Also, entdecken wir unsere Grenzen! Beginnen wir, uns treu zu sein! Hören wir in uns hinein: Will ich das? Will ich das wirklich? Mache ich das, weil es mir guttut? Oder will ich kein Spielverderber sein, will ich nicht auffallen, nicht die/der Fremde sein, der nicht dazugehört?*

Wenn ich merke … halt, da sind wir an einen wichtigen Punkt gelangt, eigentlich müsste man sagen: Falls ich merke … Denn vielen von uns ist nun klar geworden, dass sie ihre eigenen Bedürfnisse nicht mehr spüren. Sie haben immer wieder selbst ihre eigenen Bedürfnisse so stark unterdrückt, bis ihre Seele eine Hornhaut bekommen hat. Aber ist das nicht auch nachvollziehbar, verständlich? Wenn man im Leben immer als anders, merkwürdig, seltsam, komisch gilt, versucht man, genau diese Eigenschaften zu verleugnen.

Und darum hier die Bitte an alle Sensiblen, diese Begriffe uns gegenüber für eine Zeitlang aus dem Wortschatz zu streichen, ebenso Begriffe wie über-empfindlich oder über-sensibel, denn das ist überaus wertend und nicht angebracht! Wir sind durch solche Bemerkungen so oft verletzt und ausgegrenzt worden, dass wir versucht haben, uns zu verstellen, soweit es geht. Wenn man dazugehören will, ist man schon zu einigem fähig. Man will ja nicht als Schwächling bezeichnet oder als krank bedauert werden. Also macht man mit. Und wenn es zu viel wird, muss es halt doch irgendwie gehen. Dann werden die Symptome ignoriert: Das Zittern, das Herzrasen, der Schwindel, manchmal auch die Übelkeit. Das alles nur, um dazugehören zu können! Dabeisein ist alles!

Und dann hat man sich noch so angestrengt, und doch wird man wieder mit Kosenamen wie „Primelchen" oder unser „Empfindliches" bezeichnet, das „eben mal wieder schwächelt"!

Aber nun dürfen wir wieder beginnen zu spüren. „Es wird mir zu laut, kannst du bitte leiser machen?" Wir dürfen aber nicht erwarten, dass die anderen unsere neu entdeckten

Grenzen sogleich wahrnehmen oder gar respektieren! Diese Grenzkämpfe gibt es ja unter den Sensiblen auch und sie werden ständig aufs Neue ausgetragen. Es wäre doch vielleicht sinnvoll zu lernen, für uns selbst zu sorgen. Das kann durchaus bedeuten, es eben doch einmal auszuhalten, wenn man freundschaftlich-derb als empfindlich bezeichnet wird. Im Gegenzug kann man dann den anderen genauso liebevoll als grob bezeichnen, je nachdem, wie vertraut man mit ihm ist!

Sie als Hochsensible/r können auf der Party mit hauptsächlich sensiblen Freunden nicht diktieren, dass nicht geraucht werden soll, dass die Musik nur zimmerlaut sein soll, dass nicht in allen Ecken gleichzeitig Gespräche geführt werden sollen, weil Sie sonst überreizt sind. Sie wussten, was auf Sie zukommen wird, wenn Sie der Einladung folgen. Wenn Sie gerne den einen oder die andere sehen wollten und auch für eine begrenzte Zeit das Zusammensein genießen können und wollen, dann machen Sie das, sorgen Sie für sich und Ihr leibliches und seelisches Wohl, und wenn es genug ist, verlassen Sie die Party, ohne sich zu verteidigen, ohne sich zu rechtfertigen, ganz selbstverständlich.

Mir hilft in solchen Situationen, in denen ich mich entscheiden muss, der Satz: Es ist, wie es ist!
Kein Bedauern und kein Selbstvorwurf, weil nichts mehr geht! – Es ist, wie es ist!

Spiegelerkenntnisse

Wenn ich mich hinsetze und etwas aufschreibe, mache ich das am liebsten mit Füller und Tinte. Spätestens an meiner Schrift sehe ich dann, wie es mir zurzeit geht.
Wenn das nicht so toll ist, mache ich dies:

Ich beginne auf der nächsten Seite erneut und versuche lustvoll zu schreiben, mich zu bemühen, schön geschwungen zu schreiben. Je länger ich das tue, umso mehr spüre ich, wie es mir besser geht.

So kann ich auf meinen Gefühlszustand bewusst Einfluss nehmen, indem ich meine Wahrnehmung oder mein Verhalten willentlich verändere. Es wird wie in einem Spiegel reflektiert!

Das ist ähnlich, wie vor dem Spiegel zu stehen und zu denken, ich sehe schlecht aus, dann fühle ich mich auch so – schlecht!
Wenn ich aber anfange, mir zuzulächeln, meine Augen oder etwas anderes an mir schön zu finden, werde ich am Ende sogar innerlich lächeln.

Homöopathie

Diese weltweit praktizierte Behandlungsmethode der alternativen Medizin kann bei vielen Gesundheitsproblemen helfen: bei chronischen Erkrankungen, hormonellen Dysregulationen, allgemeinen Befindlichkeitsstörungen, Konzentrationsmangel, Lernproblemen, und vielen mehr.

Wir Hochsensiblen haben auch unsere Befindlichkeitsstörungen, meistens in Form von Überreizung. Unsere Überreizung ist nicht krankhaft, aber dennoch belastend. Zu dieser Überlastung des Nervensystems habe ich mich in der Einleitung schon geäußert, die Faktoren erwähnt, die dazu führen können, dass unser Nervensystem eben nicht aus Stahlseilen gewoben ist, sondern doch eher aus Spinnwebfäden. Die möglicherweise problematische Schwangerschaft, Geburt, Familiensituation und Traumata kann man auch nicht mit Kügelchen wegschlucken, diese Situationen waren schon da und haben sich irgendwie verselbstständigt. Und wahrscheinlich jeder Mensch hat mehr oder weniger unter belastenden Situationen gelitten und ist mehr oder weniger belastet daraus hervorgegangen.

Aber wir haben Glück, denn es gibt körperliche Symptome und diese zeigen uns den Weg.

Dieser Satz wirkt zugegebenermaßen ziemlich provokativ, aber wenn man nicht so recht sagen kann, was einen zwickt oder drückt, man aber trotzdem energielos ist und das Gefühl hat, man lebe nicht so richtig, dann kann man auch keine Hilfe bekommen.

Kürzlich bekam ich einen Leserbrief mit der Frage:

Liebe Frau Nebel,

… Sie haben geschrieben, dass man mit Homöopathie gut bei Hochsensibilität helfen kann. Nun bin ich auf der Suche nach einem Homöopathen, und jedes Mal, wenn ich frage, ob er/sie auf Hochsensibilität spezialisiert ist, bekomme ich eine ablehnende Antwort …

Meine Antwort:

Ich selbst bin ebenfalls in homöopathischer Behandlung, und auch ich glaubte, einen Spezialisten für Hochsensibilität finden zu müssen. Doch da ich mich schon vorher eine Zeitlang mit der Homöopathie beschäftigt hatte, kannte ich einige der Prinzipien. Eines davon ist: Die Homöopathie kennt in dem Sinne keine Krankheitsbezeichnungen. Der Therapeut spricht

im Erstgespräch ein bis zwei Stunden mit seinem Patienten und notiert sich dabei alle Symptome. Später, wenn der Patient gegangen ist, beginnt die eigentliche Arbeit. Er sucht nun das Arzneimittelbild, das weitestgehend diese Symptome enthält. Dieses Arzneimittel soll dem Patienten dann die richtigen Heilimpulse geben. Wenn es gut genug passt. Falls nicht, muss ein anderes ermittelt werden, das besser anschlägt.
Also kann man sich die Suche nach einem speziellen Hochsensiblen-Homöopathen sparen. Es genügt vollkommen, nach einem guten klassischen Homöopathen in der Nähe zu suchen.

Da es nicht ganz auszuschließen ist, dass die hohe Reizanfälligkeit auch durch Impffolgen ausgelöst wurde, vielleicht durch eine nicht erkannte Hirnhautentzündung und eine daraus folgende Vernarbung, die immer wieder zu Hirnhautreizungen führen kann, vielleicht begleitet von Übelkeit und Schwindel, sollte man auch an eine homöopathische Behandlung in dieser Richtung denken. Ich selbst habe damit noch keine Erfahrung gemacht, aber es gibt Homöopathen, die sich mit dieser Thematik speziell befassen.
Ravi Roy und Carola Lage-Roy in Murnau zum Beispiel. Oder Dr. Tinus Smits in den Niederlanden. Dort können Sie weitere Informationen erhalten!

Worauf wir Hochsensiblen besonders achten und auch unsere Therapeuten unbedingt hinweisen sollten: Wir brauchen keine starken homöopathischen Dosierungen, und keine sehr hohen Potenzen, bei uns genügt oft ein kleiner Anstoß, um etwas zu bewegen. Eine Hochpotenz bewirkt bei (Normal)Sensiblen vielleicht einen wohltuenden Heilimpuls. Bei uns ist es möglicherweise schon zuviel des Guten. Also auch hier gilt: weniger ist mehr!

Die Informationsflut dämmen

Man will informiert sein. Daran ist nichts Falsches! Aber heutzutage ist man überinformiert.

Gerade als hochsensibler Mensch sollte man gut aufpassen, dass die Informationen nicht die Reizgrenzen bei weitem übersteigen. Ist es nötig, Katastrophen bis in den kleinsten Blickwinkel ausgeleuchtet zu zeigen, reißerisch und sensationssüchtig? Muss man immer wieder jeglichen Sensationseffekt auswalzen, bis es nicht mehr schlimmer werden kann? Wenn ein Flugzeug abgestürzt ist, muss man dann immer wieder den verbrannten oder zerschmetterten Flugzeugrumpf zeigen, damit die Fantasie des Publikums angeregt wird, sich dramatische Einzelheiten auszumalen?

Will man mal einen schönen Spielfilm ansehen, der die Seele ein bisschen tröstet – Vorsicht, am besten haben Sie die Fernbedienung zur Hand! Die nächste Werbeschaltung kommt bestimmt und sie ist um einiges lauter als der Film, den Sie gerade sehen und bei dem Sie eben so schön weggedöst waren. Der Schreck sitzt erst mal tief, Adrenalin und Cortisol werden im Übermaß produziert!

Müssen wir gebetsmühlenartig immer wieder zu hören bekommen, wie deprimierend die Wirtschaftslage ist und welche Preise wieder gestiegen sind? Merken wir es nicht spätestens im Supermarkt, wie die Warenmenge im Einkaufswagen nicht mehr in derselben Relation wie früher zu dem steht, was wir dafür an der Kasse zahlen müssen?

Wirklich sinnvolle Informationen, die die Menschen interessieren könnten, werden auf kürzeste Zeiteinheiten zusammengedrängt und sehr oberflächlich abgehandelt, weil sie keine reißerischen Qualitäten haben. Wie kürzlich geschehen bei einer Fernseh-Dokumentation über Hochsensible, zusammengepresst auf sechs Minuten. So dicht, so konzentriert, dass ich es gar nicht richtig hätte aufnehmen können, denn ich war mit den ganzen nonverbalen Randinformationen derart überfordert, dass ich kaum noch auf den gesprochenen Text achten konnte und war dann erst einmal etwas verwirrt. Glücklicherweise war es, da wir kein Fernsehen haben, eine

Videoaufnahme, die ich mir dann mehrmals ansehen konnte. Ich weiß nicht, wie es der sensible Mensch empfindet, aber wenn man das Informationsangebot so sieht, glaubt man, es gehe immer nur um „sex and drugs and rock ’n’ roll".

Es gibt sicherlich Menschen, die solche Reize und Informationen brauchen, um abends im Kegelclub oder nachmittags beim Kaffeekränzchen ein Gesprächsthema zu haben. Oder um einen wohligen Schauer zu bekommen, wenn sie sich die grausigen Bilder wieder aus dem Gedächtnis abrufen, oder um über Gott und die Welt, die Politiker und die Prominenz lästern zu können und sich selbst dabei ganz großartig zu finden.

Aber Hochsensible brauchen und wollen das nicht, sie sind durch das tägliche Leben und Erleben schon stimuliert genug, sie haben diese Kost wirklich nicht nötig. Informieren kann man sich auch selektiv, über Zeitung und Internet.

Ich kann und will niemandem vorschreiben, was er machen soll, aber ich selbst kenne aus eigener Erfahrung vor einigen Jahren die Fernsehsucht. Da zappt man sich so durch die Freizeit, weil man angeschlagen und erholungsbedürftig ist, möchte nur das Hirn abschalten und entspannen und ist dann schließlich doch fix und fertig, obwohl, oder vielleicht sogar *weil* man nichts Produktives gemacht hat. Positive Nachrichten haben eher Seltenheitswert und die negativen verunsichern, machen ängstlich und handlungsunfähig. Man hat das Gefühl – und soll es wohl auch bekommen –, dass man als unbedeutendes kleines Rädchen im Ganzen ja sowieso nichts machen kann, und schließlich resigniert man und wird handlungsunfähig. Da kann man dann endlich durch Schimpfen und Lamentieren zusammen mit Familie, Freunden und Arbeitskollegen Dampf ablassen. Doch was ändert es? Das eigene kleine unbefriedigende Leben? Nein, aber es lenkt von den drückenden quälenden Gedanken ab. Man hätte doch eigentlich so viel zu verändern, für sich ganz persönlich, und das erfordert oft konsequentes Handeln und Durchhalten. Dabei kann man selbst für sich und sein eigenes Leben sehr viel tun, eine Menge bewegen und vor allem eins entscheiden: sich von Süchten jeglicher Art zu lösen! Sucht definiert sich immer dadurch, dass man glaubt, unbedingt dies oder jenes sofort konsumieren zu müssen, um glücklich zu sein!

Es erfordert einiges an Selbstdisziplin und Selbsterkenntnis, um sich bewusst zu machen, was einem schadet und was einem nützt! Die oben erwähnten Berieselungen durch die Medien, die Hochsensible oft in einen unangenehmen Spannungszustand versetzen oder zumindest dazu beitragen, sind ja seit Anfang unseres Lebens unsere Begleiter gewesen. Zu Hause lief in der Küche immer das Radio, im Wohn-

zimmer der Fernseher, die Tageszeitung wurde von den Eltern gelesen und die Ereignisse, die man daraus erfuhr, waren Inhalte. Inhalte für Gespräche mit den Nachbarn, mit denen man eben Belanglosigkeiten austauschen wollte und sonst nichts. Und, wie bereits oben erwähnt, wenn man sich über das aufregen konnte, dem man sich machtlos ausgeliefert fühlte – Arbeitslosigkeit, steigende Preise, Entscheidungen der Politiker –, dann war der eigene Handlungsbedarf vorerst auf Eis gelegt ...

Aber um das alles verändern zu können, muss man bei etwas Grundlegendem beginnen: Bei der eigenen Lebenseinstellung. Da ist schon die erste und vielleicht schmerzvollste Frage:
Will ich weiterhin und immer ein Opfer sein?

Die Lebenseinstellung

Sind wir Opfer?

Es fördert unseren Wachstums- und Heilungsprozess nicht, uns als bedauernswerte Opfer und vom Leben Benachteiligte zu sehen. Wäre es nicht viel schöner, nachdem wir Rückschau gehalten und ein Stück weit auch den Schmerz verarbeitet haben, der durch so manche Ungerechtigkeit entstanden ist, einfach zu sagen: Na ja, ist halt alles ein bisschen dumm gelaufen, aber *wer weiß, wofür es gut war!*

Wie zum Beispiel in folgendem Fall:

Eine Leserin meines ersten Buches fragte, wie sie als Musikerin, die bei Auftritten einfach funktionieren muss, egal wie schlecht es ihr geht, mit ihrer zeitweisen Überlastung umgehen solle.

Ich antwortete ihr dies:

„… vielleicht hilft es auch, Ihre Einstellung mal zu überdenken. Sehen Sie die Hochsensibilität nur als Last? Was daran ist auch schön und macht Freude? Vielleicht haben Sie ihr auch Ihre Musikalität zu verdanken, das absolute Gehör für Töne, für Klänge? Vielleicht heißen Sie diese Begabung wie einen wertvollen Gast willkommen, auch wenn Sie wissen, dass er – wie jeder andere Gast auch – Arbeit und Dreck und Unannehmlichkeiten macht, aber trotzdem wertvoll und als Dauergast erwünscht ist! …"

Es heißt auch, bewusst mit seinen Schwächen umzugehen, sie zunächst richtig kennenzulernen, sie nicht zu verleugnen, zu verdrängen, sondern zu beginnen, sie als Bestandteil seiner selbst zu sehen. Sie sind Wegweiser, und ebenso wie die Stärken zeigen sie, wo es lang geht.

Wenn mir zum Beispiel Busfahrten unangenehm sind, versuche ich herauszufinden, warum.
Liegt es daran, dass ich nicht so dicht mit Menschen beisammensitzen möchte?
Dann stehe ich eben, ganz einfach. Dann kann ich mich nämlich ganz einfach wegbewegen, wenn sich jemand zu dicht zu mir stellt!
Nervt mich das Gerede? Okay, dann versuche ich, meine Aufmerksamkeit nach draußen zu richten, auf das, was am Weg

liegt, das ist oft so spannend wie Kino. Oder ich lege Ohrenstöpsel ein oder höre Musik mit Ohrhörern, wenn ich es vertrage.

Auf meiner letzten notwendigen Busfahrt schaute ich einer Frau von meinem Stehplatz aus beim Stricken zu und entdeckte, dass sie ein Muster strickte, das ich tatsächlich noch nicht kannte, obwohl ich früher eine begeisterte Strickerin war. Auf diese Weise bewältigte ich den Weg wie im Fluge.

Und das ist es, was ich meine. Ich versuche, meine Schwächen nicht zu negieren, sondern mit ihnen umzugehen. Wenn ich jetzt in die Vermeidung gehen und nur noch Auto fahren würde, weil ich mich bei Busfahrten unwohl fühle, würde ich mich selbst einschränken, mich überbehüten. Herausforderungen müssen immer wieder sein, aber ohne sich zu etwas zu zwingen, wenn es nicht geht. Stattdessen kann man das Ganze vielleicht in einer kleinen Abwandlung angehen. Vielleicht hat sich die verstärkte Empfindsamkeit durch eine Art von Entwöhnung verstärkt? Wenn man Tag für Tag Bus fährt und sich dabei nichts denkt, wird es auch immer gut gehen. Aber gesetzt den Fall, man hat einen Zusammenbruch erlebt, verschanzt sich nur noch zu Hause, will gar nicht mehr hinaus, empfindet die unvermeidlichen Dinge wie Einkaufen und Erledigungen als kaum zu bewältigen und steht schon am Rande dessen, was noch auszuhalten ist – wenn man dann genötigt ist, Bus zu fahren, und es kommt noch dazu, dass sich der Fahrer für einen Rennfahrer hält, rasant Gas gibt und abrupt stoppt, sodass man seine letzte Mahlzeit wieder in der Speiseröhre spürt, dann prägt sich die Busfahrt als äußerst unangenehm ein. Und dann bedarf es einiger „normaler" Busfahrten, um die Programmierung zu setzen: „Mit dem Bus zu fahren ist praktisch und nett." Und das erfordert guten Willen, Überwindung und Zuversicht. Machen wir uns klar, was im schlimmsten Fall passieren kann: Schweißausbrüche, Zittern, Herzklopfen, vielleicht Erbrechen, im schlimmsten Fall Ohnmacht. Aber ich glaube, gestorben ist noch niemand an Überreizung. Es ist eben nur sehr unangenehm, aber wenn man sich vorstellt, dass es einem ab einem bestimmten Punkt nicht mehr schlimmer gehen kann, dann kann es nur noch besser werden. Und das wird es, ich weiß das.

Als ich zur letzten Buchmesse nach Frankfurt fuhr, wollte ich ganz sicher gehen und druckte mir alle Bahnverbindungen aus, die für mich in Frage kamen. Dummerweise ließ ich mich am Fahrkartenschalter von der leider schlecht informierten, „es aber besser wissenden" Bahn-Beamtin irre machen. So verpasste ich den Zug, der meine erste Wahl gewesen wäre, und musste mit einer anderen Verbindung vorliebnehmen. Die zuckelte über die Dörfer und hielt an jedem Briefkasten, und das sehr ruppig. Mein Mageninhalt geriet mal wieder durcheinander und allein der Gedanke, dass das noch eine

Weile so weitergehen würde, tat sein Übriges. Mir wurde kalt, obwohl oder weil ich nassgeschwitzt war. Ich stieg um in die S-Bahn, und die war überfüllt. Zum Glück bekam ich einen Sitzplatz in Fahrtrichtung am Fenster. Dennoch wurde mir von den lauten Lebensbezeugungen der Menschen übel. Ich wollte aussteigen. Ging nicht, die Bahn steckte in Frankfurt im Tunnel fest. Als ich den Grund erfuhr, wurde mir erst recht übel – ein Mensch war auf dem Gleis verunglückt. Als sich die Umsitzenden dann auch noch über mögliche Details unterhielten, sackte mir all mein Blut in den pochenden Magen, die Finger kribbelten, ich zitterte, fror, mein Herz raste und mir war so übel, dass ich zu weinen anfing. Da, eine Haltestelle! Nichts wie raus und Luft schnappen! Den Rest des Wegs bewältigte ich mit der Straßenbahn und dann war ich auf der Buchmesse! Und ich bin nicht gestorben, auch wenn ich mich zeitweise so fühlte, bzw. mich fast danach sehnte!

Ich war unglaublich stolz auf mich, dass ich nicht auf halbem Wege kehrt gemacht hatte und erholte mich recht schnell. Der Rückweg war ein Kinderspiel und entspannend, weil ich genau die gewünschten Verbindungen erwischte und der Zug sich erst gegen Ende der Fahrt füllte.

Ich gebe Ihnen hier den Rat, auch wenn es unerträglich zu werden scheint, nicht das Vorhaben abzubrechen, denn dann fehlt Ihnen diese Erfahrung: Ich habe es trotzdem geschafft! Stattdessen setzt sich in Ihnen die Überzeugung fest: Es war zuviel! Und das nächste Mal werden Sie solche oder ähnliche Unternehmen scheuen und wieder ein Stück weiter in Ihrem Schneckenhaus verschwinden.

Wenn die oben geschilderten Symptome bei Ihnen auftauchen, ist es sinnvoll, loszulassen. Lehnen Sie sich zurück und sagen Sie sich: „Okay, jetzt geht es mir eben schlecht, vielleicht sogar richtig schlecht. Aber das wird vorbeigehen und es wird wieder besser werden!" Wenn es richtig angewandt wird, ist es wie ein Zauberspruch. Es ist keine Programmierung, keine Affirmation, sondern ein Annehmen dessen, was im Moment die Wirklichkeit ist, und schon kann etwas Neues geschehen!

Zu diesem Ratschlag gehört folgender Hinweis, den ich noch etwas praxisorientierter im Kapitel über *NLP* behandeln werde:

Wir alle haben im Leben Erfahrungen gemacht. Jede Entscheidung, jede Handlung hatte ihre Konsequenzen, positive und negative. Jedes Resultat setzt einen Anker, das heißt, was gut gelaufen ist, erzeugt eine gute Erinnerung, ein gutes Gefühl. Dasselbe auch mit den negativen Erlebnissen. Das ist normal, nichts Außergewöhnliches. Das haben wir alle erlebt!

Doch wenn kleinere negative Erlebnisse und Erkenntnisse sich gehäuft haben, man also als Kind auf eine bestimmte Aktion sehr häufig eine unangenehme Reaktion geerntet hat, hat man gelernt, in die Vermeidungshaltung zu gehen. Vielleicht war das der Fall, wenn man einem Elternteil widersprach und deshalb Ärger bekam. Also lernte man entweder, sich unauffällig zu verhalten oder man ging erst recht in die Provokation. Dieses Muster kann sich später im Umgang mit Menschen, in der Partnerschaft, im Beruf als ausgesprochen unangenehm und kontraproduktiv erweisen. Aus Angst vor Kritik wird man zum ungeliebten „Speichellecker" oder man hat sich für die Rebellion entschieden und wird zum grundsätzlichen Oppositionellen.

Da hilft es, sich einmal klarzumachen, warum man so und nicht anders handelt, welcher Quelle dieses Verhalten entspringt. Damals hatte es durchaus Sinn und Berechtigung, es erzeugte einen Schlüsselreiz beim Gegenüber:
Wenn ich *nicht* widerspreche, habe ich meine Ruhe!
Oder:
Wenn ich *immer* widerspreche, bekomme ich meinen Willen, weil meine Eltern ihre Ruhe haben wollen.
Es hat also einen Vorteil gebracht.
Heute ist es hinderlich. Die Konsequenz daraus ist, es abzuschaffen. Sich neue Muster zu erstellen, die angebrachter sind.

Oder nehmen wir einmal Ereignisse, die in der Vergangenheit geschehen sind und ihre Spuren hinterlassen haben. Man wurde vielleicht von jemandem, den man liebte, zurückgewiesen. Das wird normalerweise nach einer Weile überwunden und überstanden sein. Vor allem, wenn man es zwischendurch wieder gewagt hat und „erfolgreich" war. Aber manche Menschen, die besonders empfindsam sind, und dadurch besonders verletzlich, werden daraus eine Gesetzmäßigkeit machen, und glauben, sie werden von jedem, dem sie sich offenbaren, in Zukunft zurückgewiesen. Diese Glaubensmuster sind sehr hinderlich und können und sollten aufgelöst werden. Aus einem einmaligen Ereignis macht man keine Regel! Denn sonst strahlt man diesen „Wunsch" aus, dass es wieder so kommen möge, und Wünsche werden, wie wir ja alle wissen, prompt erfüllt.

Also passe gut auf, was du dir wünschst, du könntest es bekommen!

Ich muss auf mich aufpassen!

Habe mich soeben selbst erwischt. Es ist Abend und ich merke, ich kann mich beim Schreiben nicht mehr so richtig konzentrieren. Wie wäre es mit Freddy Mercury, geht es mir durch den Kopf, seine Musik putscht mich zurzeit so auf wie andere ein paar Tas-

sen Kaffee. Zum Glück fiel mein Blick auf die Uhr – schon neun Uhr, lieber nicht mehr, sonst ist der Nachtschlaf in Gefahr, dann liege ich bis ein Uhr wach ...

Das ist bewusstes Agieren, nicht zu verwechseln damit, sich in Watte zu packen. Ich nehme realistisch meine Funktionen und Reaktionen wahr und ordne sie ein und zu! Damit mache ich mir das Leben einfacher.

Erkenntnis, Selbsterkenntnis und Opferhaltung

Eine Opferhaltung bringt uns nicht weiter.

Allein schon das Wissen, hochsensibel zu sein, endlich zu verstehen, warum man so anders ist, so anders fühlt und manchmal so wenig kompatibel zu sein scheint, bringt für die meisten zunächst eine enorme Erleichterung.

Doch dann, nachdem die Freude darüber ein wenig abgeklungen ist, tauchen erste Fragen auf:

> *Wie geht es denn nun weiter?*
> *Was nutzt mir das neue Wissen?*
> *Wie gehe ich damit um?*

Einige haben es freudestrahlend ihren Liebsten erzählt, um ihre unendliche Erleichterung weiterzugeben, sie mit ihnen zu teilen.
Deren Reaktion: „Aha, hochsensibel, und was bedeutet das nun? Bist du krank? Kann man dagegen was tun? Geh doch mal zum Arzt!"
„Nein, ich bin eben nur empfindsamer, ja auch empfindlicher als viele andere, aber ich kann auch mehr mitbekommen, mehr wahrnehmen …"

Wo bleibt nun die Begeisterung, die Sie sich von Ihren Lieben erhofft haben? Eigentlich kommt nur Verständnislosigkeit, Verunsicherung, ja vor allem Verunsicherung, denn die anderen wissen genauso wenig wie Sie selbst, was sie nun mit ihrem neuen Wissen anfangen sollen. Vor allem fürchten sie, dass Sie nun vielleicht ausbrechen könnten und alles nicht mehr so sein wird wie früher! Denn bisher haben Sie ja immer tapfer durchgehalten, den Belastungen standgehalten, waren sogar die- oder derjenige, an der alles hing, von dem alles abhing! Und nun besteht auf einmal Gefahr, dass dieser solide Rahmen durch das neue Wissen ins Wanken kommt – alles andere als erfreulich! Nein, äußerst verunsichernd sogar!

Sie selbst aber sind so glücklich, endlich zu wissen, warum Sie in so vielen Situationen immer wieder gescheitert sind, warum Sie sich so oft überfordert fühlten. Aber Sie haben sich ja immer zusammengerissen und pflichtbewusst Ihre Rolle gespielt, und das war für alle selbstverständlich, auch für Sie selbst. Und nun teilt niemand mit Ihnen Ihre Freude! Es ist ja nicht so, dass wir Hochsensiblen uns durch „normale" Situationen überfordert fühlen, sondern dass es für uns gar keine „normalen Situationen" gibt. Wir bekommen ja ungleich viel mehr Input, äußerlich und innerlich. Der will verarbeitet werden, und das kostet Kraft!

Ich habe auch schon erlebt, dass besonders Lebenspartner oder beste Freunde ruppig reagierten, beson-

ders verständnislos erschienen und forderten, dass alles beim Alten bleibt! Das hat meist nichts mit Ignoranz zu tun. Oft sind sie selbst hochsensible Personen, die früh darauf getrimmt wurden, sich doch „zusammenzureißen", und die gegen ihre Gefühle und Befindlichkeiten agierten, um so stark wie alle anderen, keine „Memme" zu sein und „dazuzugehören". Das klingt jetzt, wie ich es ausgedrückt habe, als seien nur Männer gemeint, aber Frauen dürfen sich durchaus auch angesprochen fühlen. Es ist, als hätten sie den Schmerz, nicht ernst, nicht für voll genommen zu werden, vergessen. Aber das haben sie nicht, sie haben es verdrängt, um durchzuhalten. Darum rate ich Ihnen: Lassen Sie sich von einem solchen „Umerzogenen", der sich selbst zurechtgebogen hat, um kompatibel zu sein, nicht ins Bockshorn jagen und haben Sie Geduld mit ihm oder ihr, wenn diese Person Ihnen wichtig ist.

Also, lassen Sie sich Ihre Freude, Ihren neu erwachten Optimismus, nicht verderben. Sie wissen, Hochsensible sind ebenso gut in der Lage, ihren Platz im Leben auszufüllen, wie alle anderen Menschen auch, nicht nur eben mal so, sondern richtig erfüllend! Sie haben es bewiesen, und zwar schon bevor Sie wussten, dass Sie hochsensibel sind. Nun können Sie es erst recht, weil Sie lernen, mit Ihren Stärken und Schwächen zu arbeiten.

Dazu gehört Selbsterkenntnis! Was kann ich? Dazu gehört auch, ehrlich zu erkennen, was man nicht kann und wo die eigenen Grenzen liegen.

Wenn wir Letzteres zuerst nehmen, stoßen wir an ein ziemlich unbekanntes Feld: Grenzen! Grenzen be-wahren, dazu muss man aber zunächst Grenzen wahr-nehmen! Wo höre ich auf, wo fängt der andere an? In welcher Situation fühle ich mich noch wohl und wo beginnt es, brenzlig zu werden? Wie trete ich für meine ureigensten Interessen ein? Wo traue ich mich und wo eben noch nicht?

Hier sollte unsere größte Stärke liegen, denn das haben wir so lange und oft unbewusst trainiert: Fühlen! Sich hineinfühlen in eine Situation. Ist hier alles stimmig für mich?

Wir sind in ständiger Übung, also wirkliche Fachleute darin, dies zu tun. Wir haben unser Können aber bisher immer nur dafür eingesetzt, um herauszufinden, wie man Unannehmlichkeiten entgehen kann oder wo man wieder einmal genötigt ist, sich selbst und seine eigenen Grenzen zu ignorieren. Wir haben es getan, weil es erwartet wird, und wir funktionieren wollen. Und so wird es immer wieder von den anderen erwartet werden, weil es doch schon immer irgendwie geklappt hat. Also?

Also sollten wir zuerst bei uns selbst ankommen. Jeder sollte sich als nächsten Schritt nun eine Auszeit nehmen, bei einem dauert das ein Wochenende oder eine zurückgezogene Urlaubswoche, beim anderen tut es schon ein Abend allein. Es gibt einige Methoden, zu sich zu kommen:

Schreiben: Brainstorming machen und alles aufschreiben, was an Gedanken und Gefühlen im Zusammenhang mit der bisher oft als nachteilig erlebten Empfindsamkeit hochkommt. Vielleicht sogar herausfinden, wann und wie das alles angefangen hat.

Auf Diktiergerät oder Band sprechen: Lassen Sie auf Ihrer Reise in die Vergangenheit alle Situationen, die zu Ihnen kommen, auch zu Wort kommen, sprechen Sie alles ungefiltert aus und hören Sie es sich später noch einmal an. Vielleicht mögen Sie es doch noch, zumindest teilweise, aufschreiben.

Malen: Spielen Sie Ihre Lieblingsmusik, vielleicht eine, die bestimmte Gefühle in Ihnen aufkommen lässt, und geben Sie diesen Gefühlen beim Malen Gestalt.

Einen langen Spaziergang machen, sich bei entsprechendem Wetter draußen an eine ruhige Stelle setzen und den Gedanken freien Lauf lassen.

Sich einen kuscheligen Platz herrichten mit Kerzenschein und Duft, schöner sanfter Musik und die Gedanken fließen lassen.

Eine gezielte Traumreise in die Vergangenheit machen und alles mit dem neuen Wissen ausleuchten – und verstehen ...

Es gibt so viele Wege wie es Menschen gibt, alles ist möglich!

Wenn man sich nun darauf einlässt, werden viele Situationen bewusst werden, in denen man an sich selbst zweifelte, weil andere nicht die gleichen Wahrnehmungen, die gleichen Empfindungen hatten. Aber statt sich zu sagen „Okay, ich nehme das *so* wahr, der andere eben *nicht* oder *anders*", hat man sich verunsichern lassen. Und das ist kein Wunder, weil es ja schon immer so zu sein schien, von frühester Kindheit an. Wir spürten, wenn andere Menschen sich verstellten, ja sogar logen, aber unsere Wahrnehmungen wurden eigentlich nie bestätigt. Für mich persönlich ergab sich daraus die schreckliche Schlussfolgerung: Manche Menschen wollen lieber belogen werden. Oder: Lügen ist in Ordnung und Menschen verstellen sich nun einmal. Das ist für ein Kind mehr als irritierend, denn es wird ja dazu erzogen, immer die Wahrheit zu sagen. Um dann nicht komplett zu verzweifeln und aus lauter Angst, wieder etwas falsch zu machen, werden die ruhig veranlagten Kinder zunehmend in sich gekehrt und die temperamentvollen werden rebellisch und aufmüpfig.

So, aber *jetzt* wissen wir, was dahintersteckt und können versuchen, all diese Erkenntnisse, all das Wissen zu verstehen und umzusetzen. Oder sich zumindest auf den Weg dahin zu machen.

Zuerst einmal sollte man, weil das am allerwichtigsten ist, den eigenen Schmerz verstehen, das ewige Gefühl, ein Fremder zu sein, sogar in der eigenen Familie. Auch dieses Verstehen selbst geht nicht immer schmerzlos ab, aber es ist wie eine Wunde, deren Heilungsprozess bisher nie richtig einsetzen konnte, weil er stets gestört wurde. Nun schließen sich die Wundränder, weil man weiß, woher der Schmerz kommt und wo genau er sitzt. Und vielleicht reißt die halbverheilte Wunde noch einmal auf, aber endlich kann dann schrittweise und allmählich echte Heilung einsetzen.

All unsere Lieben, unsere Familienmitglieder, die oftmals – zumindest für unser Empfinden – recht hart mit uns umgegangen sind, waren auch überfordert mit unserer Feinfühligkeit oder Empfindlichkeit, wie sie es nannten. Wie hätten sie es auch verstehen können, da sie es ja nicht fühlen konnten. Empfindsamkeit ist so feinstofflich, so subtil, dass sie sich nicht so recht erklären und vor allem nicht überzeugend in Worte fassen lässt.

Ich selbst war immer der Meinung, dass alle Menschen so oder so ähnlich fühlen wie ich, eben nur besser damit umgehen können und ich einfach zu schwach oder zumindest um einiges schwächer als andere bin.

Vielleicht suchen Sie sich für diesen Wahrnehmungs- und Erinnerungsprozess jemanden, der Sie unterstützt, am besten einen kompetenten Therapeuten!

Erwartung und Enttäuschung

Erfahrungen und Erinnerungen sind Filter der Wahrnehmung in der Gegenwart.

Wer in der Vergangenheit oft enttäuscht wurde, erwartet heute, auch wieder enttäuscht zu werden. Und dann erwartet er es so lange, bis er es auch erlebt!

Um dieser Falle zu entkommen, muss man verstehen, warum man damals so oft enttäuscht wurde. Hatte man übersteigerte, falsche Erwartungen? Oder waren die Lebensumstände einfach unglücklich? Hat man vielleicht Situationen falsch verstanden, nicht richtig eingeschätzt? Und ist dieses Missverstehen jemals geklärt worden oder sitzt es als grundsätzliche Erfahrung, etwa als Zurückweisung, in uns fest und mindert unseren Selbstwert?
Aber die Zeiten ändern sich doch! Heute ist nicht damals!

Man muss das Vertrauen entwickeln, dass sich Lebenssituationen verändern, verbessern.

Wenn ich immer überzeugt war, nichts wirklich zustande zu bringen, und sich diese Meinung auch noch im Außen bestätigt hat, warum sollte ich dann nicht auch zu der Überzeugung finden können, dass alles, was ich mir vornehme, gut läuft?

Sobald ich damit beginne, wird es sich bestätigen. Es wirkt begünstigend, wenn ich das, was ich tue, auch wirklich will.

Negative Erlebnisse und Erfahrungen führen dazu, dass wir immer wieder Negatives erwarten.

> *Wenn wir es schaffen, die Erinnerungen an negative Erlebnisse noch einmal aus einem anderen Blickwinkel zu betrachten und dabei mehr verstehen, dann können wir das Erlebnis „entstören". Wir sind in der Lage zu sehen, was damals wirklich dahintersteckte. Wir erkennen, dass die Kräfte, die damals gewirkt haben, nichts mehr mit dem heutigen Zustand zu tun haben müssen. Dadurch können wir die negative Erwartungshaltung, die aus „Erfahrung" resultiert, loslassen.*

Es gibt etwas, das ich den „Herr-der-Ringe-Effekt" nenne: Mich beeindruckt der Mut von Frodo und seinen Reisegefährten, die sich auf eine Reise begeben, ohne genau zu wissen, was auf sie zukommt und ob und wie sie ihre Aufgabe bewältigen werden. Sie machen sich einfach auf den Weg!

Manchmal beschreitet man einen Weg und weiß nicht, wie das Vorhaben ausgehen wird. Man kann es nicht im Voraus von A bis Z, Schritt für Schritt durchplanen.

Man muss lernen, sich auf die jeweilige Situation einzulassen und das zu sehen, was gerade ist. Dabei helfen selten Erfahrungen aus der Vergangenheit, denn die Situationen sind immer wieder neu.

Man kann sich nicht gegen alles absichern, nichts ist gewiss, ist wirklich berechenbar. Alles, was kommt, will angenommen und angeschaut und benutzt werden, um NEUE Erfahrungen machen zu können.

Erkenntnisse

sind nicht immer unbedingt gleich die Rettung,
die Lösung, die Heilung.
Die schönsten Erkenntnisse nutzen nichts, wenn
sie nicht umgesetzt werden (können).

In einer Abhängigkeitssituation zum Beispiel:
Man wird bemuttert, bekocht, im Alltag umsorgt … was eben so alles dazuzählt.
Man wird im Gegenzug aber auch bewacht, ferngesteuert, gestört, beeinflusst, muss sich ab- und anmelden, wenn man geht und kommt, bekommt Entscheidungen abgenommen, alles unter dem Deckmäntelchen, es sei gut gemeint. Aber die Fürsorge resultiert aus Kontrolle.
Will man die unangenehmen Seiten dieser Bemutterung nicht mehr, sollte man sich auch darüber klar sein, dass die angenehmen und die unangenehmen Seiten oftmals unlösbar miteinander verknüpft sind.
Man muss auch auf die Annehmlichkeiten verzichten können.
Es funktioniert nicht zu sagen: „Was ich mache, ist künftig alleine meine Sache!" und sich gleichzeitig regelmäßig die Wäsche waschen und die Hemden bügeln zu lassen.

Verantwortung – Selbstverantwortung

Ich lese mal wieder „Der Alchimist" von Paulo Coelho.

Der Eis- und der Kristallhändler leben nicht ihren Traum, weil sie fürchten, enttäuscht zu werden. Das geht so weit, dass sie es vermeiden, Erfolg zu haben, denn dann hätten sie keine Ausrede mehr, sich ihren Traum nicht zu erfüllen.

Dahinter steckt Angst: Wenn ich mir meinen Traum erfülle, kann es ja auch sein, dass es nicht gelingt; es ist also die Angst vor dem Misserfolg (natürlich kann es auch genauso gut gelingen, aber das hat ja nichts mit der Angst zu tun). Also bringe ich mich gar nicht erst in die Lage, mir meinen Traum erfüllen zu können, habe also keinen Erfolg im Geschäft, womit ich die Reise finanzieren könnte, muss aber dann auch keine Angst mehr haben, meine Traumreise könnte misslingen.

Es gibt immer Argumente, die Reise *nicht* anzutreten, der Kristallhändler redet sich zum Beispiel ein, sein Stellvertreter könnte sein Kristall zerbrechen. Auch wenn das unwahrscheinlich ist, bleibt es doch eine wirkungsvolle Ausrede.

Das ist die Verantwortung für das eigene Glück!

Beständig in meinem Leben treffe ich Entscheidungen, ohne es besonders zu bemerken: Ich trinke et-

was, aber was, Wasser oder Tee? Kornkaffee oder
Saft? Esse ich etwas? Soll ich jetzt den Müll hinaus-
tragen? Ich schaue mal in den Briefkasten ...

Immer gehe ich dabei ein entsprechendes Risiko ein, bei kleinen Entscheidungen ein kleines und ein großes bei großen
Entscheidungen. Es kann richtig sein oder falsch. Wenn es
falsch war, kann ich den Kurs ändern, anstelle des Safts doch
lieber Tee trinken oder statt mit dem Bus mit dem Auto in die
Stadt fahren.

Auch bei großen Entscheidungen sind Kursänderungen möglich, sie müssen nicht jedes Mal 180° betragen. Oft reicht eine
kleine Korrektur! Wenn man jedoch entscheidet: Ich fahre in
die Karibik in den Urlaub, und das Umfeld behagt einem dort
überhaupt nicht, das Essen bekommt einem nicht, es ist zu
warm, zu drückend und überhaupt ... Dann fährt man eben
wieder nach Hause oder an einen anderen Ort, wo es vielleicht angenehmer, kühler und insgesamt reizärmer ist. Es
hat dann keinen Sinn, dem ausgegebenen Geld nachzutrau-
ern oder gar die Situation auszuhalten, damit schadet man
nur sich selbst. Es war eben nicht das Richtige und das weiß
man nun für die Zukunft. Oder man bereitet sich das nächste
Mal vorher besser auf die Gegebenheiten vor, indem man sich
gründlicher informiert.

Also warum die Angst, seinen Traum zu leben?
Manchmal ist es auch wichtig und richtig zu merken,
dass es der falsche Traum war. Das wird man nicht
herausfinden, wenn man es nicht ausprobiert!

Es ist natürlich leichter, in Träumen zu schwelgen: Hach ja,
ich wollte immer schon mal …

Dann kann man sich so schön ausmalen, wie das gewesen
wäre, wie es sich anfühlen würde und alles gut und schön
wäre. „Aber leider kann man ja nicht!"

Wenn man nun aber die Möglichkeit hat, sich den Traum tatsächlich zu erfüllen, kann es auch sein, dass es gelingt und
es ganz wunderbar ist.

Oder es gelingt überhaupt nicht, das tut dann erst einmal
weh, aber dann kann man schauen: Was war nicht richtig,
was hat nicht gepasst? Und man hat nun eine neue Chance,
unter besseren, klareren Bedingungen nochmals anzufan-
gen. Natürlich ist das anstrengend, lästig. Aber es ist eine
gesunde „Ent-täuschung", das heißt, man kommt heraus aus
der (Selbst-)Täuschung.

Hier ein weiteres Beispiel, wie sich diese Schwäche und das
Nichtdazugehören auswirken kann:

Hochsensible haben manchmal wirklich „besondere
Fähigkeiten"!

Ich erinnere mich, als Kind mit meiner Familie oft zusammen mit anderen befreundeten Familien zum Wandern unterwegs gewesen zu sein. Wir kehrten zum Mittagessen ein. Ich war damals übermäßig bescheiden und zurückhaltend und setzte mich beim Bestellen des Essens wohl nie so richtig durch. So kam es, dass ich einfach „übersehen" wurde. Mir war der Trubel der vielen Menschen am Tisch einfach zu viel und so wurde ich mucksmäuschenstill und klein und unsichtbar. Und das klappte. Auf fatale Art!

Alle bekamen ihr Essen, nur ich nicht. Ich musste zuschauen, wie sie alle mit großem Appetit aßen und saß halbverhungert und mit langem Gesicht dabei. Zu guter Letzt, nämlich als letzte, bekam ich meist doch noch etwas nachgeliefert und musste dann unter Druck essen, weil die anderen weiterwollten.

Und das passierte wirklich fast jedes Mal! Das konnte schon kein Zufall mehr gewesen sein. Ich habe mich oft gefragt, warum das immer mir und nur mir passiert ist.

Seitdem ich weiß, dass ich hochsensibel bin, ist mir auch bewusst, dass ich manchmal der grobstofflichen Welt entflohen bin und mich „unsichtbar" gemacht habe – auch in diesem Fall und zu meinem eigenen Schaden!

Das zu erkennen hat wehgetan, traurig gemacht. Aber ich weiß, das wird mir auf diese Weise heute nicht mehr passieren, weil ich es nicht mehr nötig habe, mich auf der Toilette zu verstecken, wenn ich Ruhe will. Ich kann mich aktiv *für oder gegen* eine Situation entscheiden. *Und ich kann handeln!*

Und das meine ich mit Verstehen und mit der Möglichkeit der Heilung. Niemand wollte mir etwas Böses, niemand mich eines qualvollen Hungertodes sterben lassen. Es waren die Umstände: Alles war mir zu laut, zu viel, zu dicht, zu massiv und so verkroch ich mich, entweder aufs Klo oder in mich selbst und verpasste dadurch auch, mir etwas zu essen zu bestellen. Und ich wurde nicht mehr wahrgenommen. Da hat mir mein Schutzmechanismus leider geschadet, aber oft war er in belastenden Situationen auch sehr segensreich! Also hatte er damals seine Berechtigung!

Wie man Kinder davor bewahrt, in den Brunnen zu fallen

Wir Hochsensible haben ja oft einen bemerkens-wert – sagen wir mal – ungeraden Lebensweg, woher kommt das eigentlich?

Die Überforderung der Erstgeborenen und ihre Hochsensibilität

Wenn ich so nachdenke über die Familien, die ich kenne, sind es (fast) immer die Ältesten, die Probleme hatten. Schon als Kind, und ich war die Älteste, fiel mir immer auf, dass die Ältesten irgendwie anders waren. Sie entsprachen nicht den Vorstellungen der Eltern, meistens der Väter, waren langsamer, weniger gewandt in Rede und Bewegung, waren teilweise ungeschickter und auch irgendwie unglücklicher.

Zu mir sagte mal jemand: Das erste Kind ist das „Diplom-kind".

Da will man noch mit aller Gewalt alles richtig machen, man be*müht* sich, man wird als junges Elternpaar natürlich auch beobachtet oder fühlt sich zumindest so, wird mit allzu vielen Rat-*schlägen* verunsichert, traut sich nicht, eigenen Instinkten zu folgen, weil man Angst hat, etwas falsch zu machen. Dann vergleicht man: Krabbelt mein Kind schon so gut wie das Nachbarskind?

Wenn nicht, ist man sofort verunsichert, ohne daran zu denken, dass jedes Individuum eben anders ist. Dafür lacht und brabbelt das eigene Kind vielleicht schon mehr als das der Nachbarn!

Beim nächsten Kind ist man dann schon „erfahrener", sieht das Ganze lockerer und bei zwei Kindern hat man auch nicht mehr so die Zeit, sich auf eines so ausschließlich zu fixieren, es ständig zu beobachten und dabei solch übergroße Erwartungshaltungen zu entwickeln. So werden diese Kinder meist unbefangener und sorgloser!

Das macht die Situation für die Erstgeborenen auch nicht leichter, denn man ist solch einem unbekümmerten Sonnenkindchen, ob man will oder nicht, zugeneigter als einem langsamen und stets ein wenig bedürftig erscheinenden Mondkind. Das heißt nicht, dass man es mehr liebt, sondern dass es leichter ist, mit ihm umzugehen. Es ist eben einfach unkomplizierter. Jetzt soll zu allem Überfluss das Ältere, vor allem, wenn der Altersunterschied etwas größer ist, auch immer noch

das Klügere sein und immer hinter dem Kleineren zurückstehen. Es ist ja aber auch noch Kind und hat entsprechende Bedürfnisse. Und so entwickeln sich Verhaltensauffälligkeiten, in der Schule tauchen Probleme auf, das Kind „macht den Eltern Sorgen". Als würde es das absichtlich tun!
Solch ein Kind spürt natürlich, dass es selbst Sorgen, das kleine Geschwisterchen aber Freude macht. Das hilft dem Selbstwertgefühl nicht gerade auf die Sprünge!

Und so ist von Anfang an eine Prägung entstanden, hat sich eingeschliffen und durch gegenseitige Reaktionsmuster vertieft und zieht sich durch komplette Lebensabläufe.

Eine andere Deutungsmöglichkeit wäre:

Die erste Schwangerschaft. Oft ist sie ein „Unfall". Gut, man bleibt zusammen, heiratet sogar und muss sich zusammenraufen! Ja, da fliegen oft Fetzen, rollen oft Tränen, die erste Verliebtheit wird ganz schwer auf die Probe gestellt. Der kleine Wurm im Bauch lebt ja schon, und während sein Nervensystem wächst und ausreift, muss er Ängste, Zweifel, Aufruhr miterleben und verarbeiten.

Und dann die Geburt, alles noch so eng, Mama weiß nicht so recht, was sie machen soll, alles zieht sich so lange hin und es wird für das Kleine sogar richtig gefährlich, wenn der

Geburtsvorgang zu lange dauert. Wie viele Kinder kommen mit Sauerstoffmangel und blau gefärbter Haut zur Welt. Dieses Symptom klingt äußerlich wieder ab, aber niemand weiß genau, wie sich der Sauerstoffmangel auswirken kann. Und wie viele Kinder haben im Laufe der ersten Jahre Entwicklungsverzögerungen?

Ja, die Erstgeborenen haben schon ganz schön was auszuhalten. Wenn dann das Nächste auf die Welt kommt, hat sich die Familiensituation meist schon stabilisiert, und die Geburt verläuft leichter, weil die Mutter weiß, was auf sie zukommt, besser damit umgeht und weniger Angst davor hat. Eigentlich sollten die jüngeren Geschwister den älteren, die ihnen den Start und das Leben insgesamt erleichtern, sehr dankbar sein.

In diesem Zusammenhang ist es sicher wichtig zu erwähnen, dass nicht alle Erstgeborenen hochsensibel sind. Genauso wenig ist gemeint, dass Zweit- und Drittgeborene ganz bestimmt nicht hochsensibel sind. Ich habe in meinem Umfeld aber die Beobachtung gemacht, dass aus den angegebenen Gründen mehr Erstgeborene als jüngere Geschwister hochsensibel waren. Es gibt zu diesem Phänomen meines Wissens noch keine Forschungsergebnisse, aber ich vermute, dass unter den Hochsensiblen die Erstgeborenen überwiegen.

Spezielles Coaching für hochsensible Kinder

In den vorangegangenen Kapiteln habe ich bereits über die besondere Veranlagung der Hochsensiblen gesprochen:

Das hochsensible Kind ist nicht unbedingt das fröhliche aufgeweckte Wesen, die Pippi Langstrumpf, die durchs Leben fegt und genau weiß, was sie will und vor allem, was sie nicht will. Die einfach tut, was ihr in den Sinn kommt, weil es für sie richtig ist! Das resultiert aus der Feinstofflichkeit, mit der das Kind seine Familie konfrontiert – ihm entgeht nichts, ihm kann keiner was vormachen –, aber auch aus der Empfindsamkeit und Schwäche durch Überforderung.
Die wohlbekannten Sätze:

> *Stell dich nicht so an!*
> *Das bildest du dir nur ein!*
> *Steigere dich da nicht so rein!*

tun ihr Übriges. Das, was ich will, weil ich es so wahrnehme, so fühle, ist nicht erwünscht! Es stimmt nicht, denn Mama und Papa sagen, es sei nicht wahr. Also muss ich sie fragen, was ich will, was ich brauche und was ich machen soll. Wenn ich mache, was sie sagen, ist es richtig (und dann habe ich auch nicht so viel Stress)!

Diese Programmierung führte viele von uns durch die Kindheit! Und plötzlich ist sie vorbei, und die Schulzeit auch. Es gilt, die Zukunft anzugehen. Erst wurde man mit dem „Ernst des Lebens" erschreckt, als man in die Schule kam (lustig war es auch vorher schon nicht) und dann, nachdem die Schule durchgestanden war, soll es erst richtig losgehen mit Verantwortung und Selbstverantwortung. Das macht Angst, denn man hat ja nie gelernt, herauszufinden, was für einen passt und entspricht. Wie soll man jetzt wissen, welcher Beruf zu einem passt? Ich zumindest habe das nicht gewusst! Ich schwankte zwischen Tierpflegerin und was noch? Alle fragten mich, was ich werden will, aber ich war doch so weltfremd und unsicher. Ich wusste nur, dass ich Tiere gern hatte, wusste aber nicht, was man in diesem Zusammenhang alles lernen kann oder welche Berufsmöglichkeiten es gibt.

Meine Eltern aber wussten Rat: Das Kind kämmt immer mit Begeisterung seinen Onkel, wenn der zu Besuch kommt und es näht gerne Puppenkleider. Und die Oma ist ja auch Schneiderin. Also, was bleibt? Friseurin oder Kleiderfabrik. Ersteres fiel nach einer Probewoche weg, denn ich war Allergikerin. Blieb nur noch die Kleiderfabrik. Dass diese Jahre ein Martyrium waren, habe ich an anderer Stelle schon erwähnt. Derbe, grobe, laute Näherinnen, die nichts Besseres zu tun hatten, als die Lehrlinge auf die Schippe zu nehmen und auf ihre Weise zu prüfen, ob sie in ihre Gemeinschaft passen, bevor

sie aufgenommen wurden. Meine Mitlehrlinge hatten damit kein Problem, ich schon. Ich passte nicht!
Ich war einfach zu anders, mehr will ich dazu nicht sagen. Diese Jahre waren die Hölle für mich und ich musste hindurch. Ich wurde oft krank, das waren meine großen und kleinen Fluchten.

Es ist jetzt nicht gedacht, Anklage zu führen und das wäre auch nicht der Sinn der Sache. Es geht mir nur darum, Ihnen zu helfen, diese Mechanismen zu verstehen. Meine Mitlehrlinge zum Beispiel passten in diesen von ihren Eltern vorgegebenen Rahmen wunderbar hinein, sie litten nicht dabei, sondern fühlten sich nach einer Weile wohl, hatten unter den Näherinnen Verwandte, die sie unterstützten, sie passten in die Struktur hinein. Der Rahmen gab ihnen Halt. Sie wussten, dies ist die Arbeit, mit der sie künftig ihren Lebensunterhalt verdienten, bis sie heirateten und Kinder bekämen, und mit der sie danach vielleicht wieder halbtags dazuverdienen und damit helfen konnten, ihr kleines Häuschen abzuzahlen.
Diese Menschen füllten mit ihrer „normalen" Veranlagung den normalen rechtwinkligen Lebensrahmen aus und waren zufrieden damit.

Aber für hochsensible Kinder und Jugendliche und auch Erwachsene passt dieser Rahmen leider überhaupt nicht – abgesehen von der so viel stärkeren Belastung, die wir im „normalen Leben" haben, wie ich sie bereits im ersten Buch Wenn du zu viel fühlst *geschildert habe.*

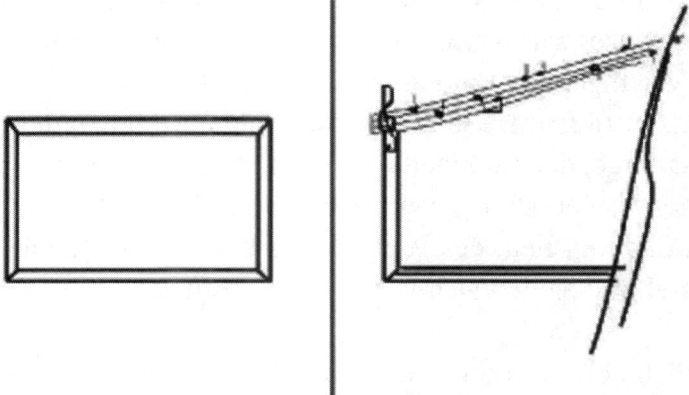

Aus dem Rahmen fallen dürfen!

Wir bräuchten generell ein qualitativ hochwertiges, unseren Bedürfnissen stärker angepasstes Coaching. Und das sollte einsetzen, bevor das Kind in den Brunnen fällt oder vielleicht sogar aus dem Rahmen!

Sicher wird doch schon in den Schulen festgestellt, welche Kinder Probleme mit der Reizverarbeitung haben, welche Kinder sich stets abseits von der lärmenden Masse aufhalten, scheinbar träumend aus dem Fenster schauen, während doch äußere Reize, wie Geräusche, herumfliegende Vögel und andere Vorgänge, das Kind ablenken und davon abhalten, sich zu konzentrieren. Diese Kinder hören das Brummen der Heizungsanlage, das Summen und Flackern der Leuchtstoffröhren, hören, vor allem, wenn sie schon überreizt sind, verstärkt das Rascheln des Papiers, das Kratzen der Kreide auf der Tafel und ziehen sich in der Pause zurück.

Natürlich soll und kann man solch ein Kind nicht in Watte packen, aber vielleicht hilft es bereits, es in seinem Ruhebedürfnis zu unterstützen, zu fragen, was es als belastend empfindet. Möglicherweise ist der Störfaktor ganz einfach abzustellen, und man selbst hat es als normalsensibler Mensch einfach noch nicht einmal bemerkt!

Flackernde Lampen sind ganz einfach zu entstören, entweder ist die Röhre zu alt oder der Kontakt nicht perfekt. Mir wurde von dem Geflacker regelrecht übel, bei vielen Menschen reizt es die Hirnhaut. Wie soll man dann auch noch lernen können? Ich erinnere mich, als Kind in der Schule immer Kopfweh gehabt zu haben. Ich kann nur im Nachhinein nicht mehr konkret nachvollziehen, wovon.

Wenn in der Schule bekannt ist, welche Kinder welche Probleme haben, sollten auch die Eltern mit einbezogen werden. Ich erinnere mich, dass meine Mutter einige Male in die Schule gerufen wurde, aber das geschah nicht, um nach Ursachen zu forschen und Lösungen zu suchen, sondern es hieß dann: Ihre Tochter sondert sich ab, ihre Tochter kommt nicht mit (Mathematik war meine große Schwäche) ... ihre Tochter ist so anders ... (In Deutsch war ich die beste, ich schrieb aus dem Stegreif, ohne etwas zu ändern oder zu radieren. Meine Aufsätze und Diktate waren so gut wie fehlerfrei. Wenn ich nicht sicher war, ob ich ein Wort richtig geschrieben hatte, schrieb ich es auf ein anderes Blatt in mehreren Versionen und das, was am besten aussah, nahm ich). Ich konnte mich auf Regeln nie konzentrieren, nie auswendig lernen, denn wenn die Regeln kundgetan wurden, war da noch so viel Information drum herum: Der Tonfall, mit dem sie gesagt wurden, die Stimmung des Lehrers, seine Sympathie für uns oder seine Gleichgültigkeit, seine Erwartungshaltung. Wenn ich einem Lehrer in die Augen sah, während er etwas erklärte, kam bei mir nichts von dem, was er sagte, an. Nur das, was er nicht mit Worten sagte.

Was ich hier schildere, wusste sicher niemand, weder die Lehrer noch meine Eltern und letztlich nicht einmal ich. Aber wie sollte ich auch, ich kannte es ja nicht anders. Ich stehe voll Unverständnis vor diesen Zuständen, denn ich war auch damals sicher nicht das einzige hochsensible Kind! Ich erinnere mich an den einen oder anderen Mitschüler, dem es ähnlich erging wie mir. Das half aber keinem von uns, denn wir waren nun mal etwas „komisch" und konnten nichts mit unserem Anderssein anfangen. Dafür wären Lehrer und Erzieher zuständig gewesen.
Ist das heute auch noch so?

Auf diese Weise fallen Kinder wie wir in den Brunnen und werden als nicht kompatibel abgetan. Viele landen auf diesem Weg auch noch in der Sonderschule, was ihrem ohnehin geringen Selbstbewusstsein dann auch noch den Rest gibt. Auch die neue offizielle Bezeichnung Förderschule wird daran nicht viel ändern.

Ich klage hier keine Schulen und Institutionen an, weil ich keine konkreten Informationen über die Vorgehensweisen in Fällen wie meinem habe. Ich kann

nur schildern, was ich erlebt habe und daraus schlie-
ßen, dass ich nicht die Einzige war, die diese und
ähnliche Erfahrungen gemacht hat.

Um noch einmal auf die Ausbildung zurückzukommen:
Wie kann man hochsensible Kinder fördern? Ihnen zeigen,
wie man mit dieser schlechten Reizverarbeitung umgehen
kann? Man könnte die Eltern aufklären. Stattdessen verwirrt
man sie mit solchen Aussagen: Ihr Kind ist so anders.
Man sollte sagen: Ihr Kind ist anders, aber gemeinsam mit
Ihnen, den Eltern, können wir es unterstützen. Es ist anders,
aber es ist nicht dumm. Es muss und kann lernen, für sich
selbst zu sorgen, herauszufinden, was besonders belastend
ist, um dies so weit wie möglich zu meiden. Wie können wir
ihm helfen, seine Grenzen kennenzulernen und diese Grenzen zu wahren?

Stattdessen heißt es oft: Daran musst du dich ge-
wöhnen, wir können dich nicht mit Samthandschu-
hen anfassen, das Leben ist hart, dafür musst du
gerüstet sein, da hilft nur Abhärtung. Nach dem
Motto: Was uns nicht tötet, macht uns hart.

Wie soll man sich abhärten, wenn man mit Reizen
überflutet wird und unter Stress gerät?

Man kann lernen, seine Lebenseinstellung so weit zu beeinflussen oder zu korrigieren, dass man gelassener mit Reizen umgeht. Man kann durch bestimmte Meditationstechniken lernen, die einströmenden Reize herunterzuregeln. Eltern sollten darauf achten, dass sie durch ihre Erwartungshaltungen ihr Kind nicht noch mehr unter Druck setzen.

Abhärtung ist der wohl unangemessenste Begriff in diesem Zusammenhang, glauben Sie mir! Wir sind manchmal schon gestraft genug mit all dem, was auf uns einstürmt. Wir brauchen weitere Härte nicht!

Da klingt Selbstliebe und Selbstakzeptanz schon viel besser. Vor allem, weil wir es selbst bewerkstelligen können, dorthin zu kommen und nicht auf andere angewiesen sind. Zumindest nicht in diesem Bereich.

Und das ist auch der Weg!

Ich schreibe dieses Buch, um möglichst viele Betroffene, aber auch Lehrer und Eltern hochsensibler Kinder zu erreichen, damit das Thema Hochsensibilität ins Bewusstsein kommt und nicht länger verdrängt wird. Wenn Sie dieses Buch lesen, werden Sie selbst wahrscheinlich viele überraschende Erkenntnisse gewinnen. Und wenn Sie verstanden haben, was ich meine, dann werden Sie versuchen zu verstehen, was Ihr

Schüler, Ihr Kind oder Ihr bester Freund Ihnen signalisiert: „Ich weiß nicht genau, was mit mir ist, aber nimm mich wahr und nimm mich ernst und versuch mir zu helfen! Versuch mir zu helfen, mein Leben in erträgliche Bahnen zu lenken, versuch mir zu helfen, meinen Weg zu finden, einen Weg, den ich gehen kann mit meiner Einfühlsamkeit, die nicht nur Belastung, sondern auch Gabe sein kann."

Wir brauchen mehr sensible Berufsberater, die auf unsere Kinder mit speziellen Bedürfnissen speziell eingehen können. Die unsere Kinder nicht nur mit standardisierten Fragebogen austesten, sondern mit offenen Augen, Ohren und offenem Herzen wahrnehmen und betrachten.
Hochsensible Berater!
Die das Potential erkennen, die sehen, dass diese jungen Menschen einerseits tragende Strukturen brauchen, einen Rahmen, aber keinen, der sie einmauert und rechtwinklig eingrenzt. Es sollte ein Rahmen sein, der flexibel ist, der alle Seiten der Begabung und auch der eingeschränkten Belastbarkeit beinhaltet und darauf eingeht.

Das hört sich nach Extravaganz an, nach „karierten Maiglöckchen". Das ist es aber ganz und gar nicht. Gefordert ist lediglich Einfühlsamkeit, Offenheit, Toleranz. Man kann nicht von jemandem etwas fordern, was für ihn einfach nicht machbar ist.

Keiner macht aus einem Ackergaul ein Rennpferd. Versucht er es, wird er das Tier schwer verletzen oder gar töten. Er ist nicht für Adrenalinschübe gemacht, sein Herz ist anders gestaltet, und er hat nicht diesen ausgeprägten Wettbewerbssinn. Er ist zuverlässig, stark, beständig und ruhig. Wunderbare Eigenschaften für unterschiedlichste Arbeiten, die er gut bewältigt. Der Ackergaul ist nicht besser und nicht schlechter als das Rennpferd. Würde man das Rennpferd vor den Pflug spannen, würde es kläglich scheitern, weil seine Kraft eine andere ist, eine hektische, nervöse, ständig auf dem Sprung und hochexplosiv.

(Pferdekenner mögen mir verzeihen, wenn meine Beschreibung nicht ganz fachgerecht sein mag, es handelt sich hier um ein Gleichnis.)

Wer bist du?

Unsere größte Angst ist es nicht,
dass wir ungenügend sind.
Unsere größte Angst ist,
unglaublich kraftvoll zu sein.
Es ist unser Licht, nicht unsere Dunkelheit,
die uns am meisten Angst macht.
Wir fragen uns, „wer bin ich,
dass ich brillant, großartig, talentiert und fabelhaft bin?"
Wer bist Du, dass Du es nicht bist?
Du bist ein Kind Gottes.
Dich selbst herunterzumachen,
dient nicht der Welt.
Es ist nichts Erleuchtetes daran,
sich so klein zu machen,
dass andere um Dich herum sich nicht unsicher fühlen.
Wir wurden geboren
um die Herrlichkeit Gottes,
die in uns ist, offenkundig zu machen.
Sie ist nicht nur in einigen von uns,
sie ist in jedem einzelnen.
Und wenn wir unser eigenes Licht scheinen lassen,
geben wir unbewusst anderen Menschen die Erlaubnis, dasselbe zu tun.
Wenn wir von unserer eigenen Angst befreit sind,
befreit unsere Gegenwart automatisch andere.

Marianne Williamson

NLP als Selbstcoaching für Hochsensible und Sensible

Raus aus der Begrenzung, Wege aus der Opferhaltung!

Wir haben uns im Lauf unseres Lebens eine Menge Glaubenssätze „angelacht", die unserem Selbstbewusstsein nicht so ganz zuträglich waren und sind. Eine Weile waren diese Glaubenssätze sicher hilfreich, haben Stress vermieden und uns davor „bewahrt", Verantwortung zu übernehmen und eigene Entscheidungen zu treffen. Man gewöhnt sich leider an diesen Zustand, er ist so bequem und wenn etwas schief läuft, kann man die Schuld auf andere abwälzen.

Doch spätestens jetzt, beim Lesen dieser Zeilen, ist es Zeit zu sagen: Schluss damit! Ich will raus aus dieser Lähmung, aus dieser Unfähigkeit, Entscheidungen zu treffen und zu ihnen zu stehen!

Das NLP (Neurolinguistisches Programmieren) bietet dazu wirkungsvolle Methoden. Mit ihnen kann man sich selbst

120

coachen, motivieren, aufbauen, sofern man für sich selbst (im doppelten Sinne) wirklich entschieden hat:

So geht es nicht weiter, ich will mich und damit auch mein Leben verändern. Wichtig, am wichtigsten von allem, ist es wirklich zu wollen!

Einige unserer heutigen Unfähigkeiten und Überlastungssituationen resultieren aus Erlebnissen in der Vergangenheit, in denen wir Erfahrungen gemacht haben, die uns negativ erscheinen. Jemand hat uns zum Beispiel prophezeit: Das schaffst du sowieso nicht! Und anstatt ihm das Gegenteil zu beweisen, haben wir resigniert aufgegeben. Vielleicht hat genau derselbe „Prophet" bei einem anderen mit der gleichen Aussage genau das Gegenteil ausgelöst, den Widerstand herausgekitzelt, und somit eine aufbauende, „gute" Erfahrung bewirkt. Deshalb wäre es schade, ihn nun als Bösewicht darzustellen oder als denjenigen, der mein Leben verdorben hat. Die Entscheidung, was wir aus einer Situation machen, liegt und lag immer bei uns selbst. Um solche alten, vielleicht noch an uns klebenden Erlebnisse aufzulösen oder zu entschärfen, müssen wir verstehen, was dahintersteckt. Und dazu ist es sinnvoll, uns selbst verstehen zu lernen, zu erfassen, wie wir funktionieren. Das geht recht gut mit NLP.

Ich werde die Grundzüge dieser Technik so weit wie nötig erläutern und zum Verständnis auch eigene Erfahrungen hinzufügen. So ist es leichter nachvollziehbar. Die einzelnen Skizzen sollen zum Verständnis beitragen, auch wenn sie recht einfach gestaltet sind.

Um NLP erfolgreich betreiben zu können, ist es sinnvoll, herauszufinden, wo der Schwerpunkt unserer Wahrnehmungen liegt. Sie werden sehen, dass dies auch erklärt, wie Sie mit Ihrer Umwelt kommunizieren und wo und warum es dabei manchmal Probleme gibt.

Die Wahrnehmungstypen

Jeder von uns nimmt auf allen im Folgenden aufgeführten Ebenen wahr. Jedoch haben die meisten von uns eine bevorzugte Wahrnehmungsebene, und die gilt es herauszufinden, um zu erfahren, wie man selbst am wirkungsvollsten Informationen sendet. Das hilft uns auch zu verstehen, warum wir manchmal an anderen vorbeikommunizieren: Der Gesprächspartner benutzt eine andere Ebene. Es ist leicht zu bewerkstelligen, auch die anderen Wahrnehmungsbereiche zu trainieren, um sich auf sein Gegenüber besser einstellen zu können. Wie das geht, erfahren Sie nach dem Test *Welcher Wahrnehmungstyp bin ich*?

Hier werden nun die einzelnen Wahrnehmungsebenen vorgestellt. Sie werden schon beim Lesen so manches Aha-Erlebnis haben!

Visuell:

Alles was ich sehe, über die Augen wahrnehme, aufnehme, hat große Bedeutung für mich. Ich sehe jede kleine Veränderung …

Auditiv:

Alles was ich höre, hat Bedeutung. Ich höre das Gras wachsen, die Flöhe husten, ich höre jeden „falschen" Ton, ob im Gespräch oder in einem Musikstück …

Kinästhetisch:

Alles was ich spüre (körperlich) und empfinde (seelisch, psychisch), jede Aufregung schlägt mir auf den Magen, oder ich bekomme Kreuzschmerzen, Kopfweh …

Olfaktorisch/Gustatorisch:

Alles was ich rieche, schmecke, ob ich jemand riechen kann, oder ob mir eine Situation nicht schmeckt, beeinflusst mein Befinden.

Hier wieder mein persönliches Beispiel:

Ich habe die Vermutung, dass bei mir *das meiste über die visuelle Ebene abläuft*. Daher muss ich, um umfangreiche Texte auszuarbeiten, alles zunächst selbst (handschriftlich) aufschreiben. Gesteigert wird dieser Effekt, wenn ich bunt und mit Füllfederhaltern in allen möglichen Farben schreibe. (In der Schule lernte ich den alten Spruch: Wer schreibt, der bleibt).
Ich vermute aber auch, es ist nicht nur das Sehen, sondern auch das Handschreiben als feinmotorische Tätigkeit, die bewirkt, dass sich das Wissen dauerhafter einprägt. Dazu kommt der Geruch der Farbe und das Geräusch der kratzenden, schabenden Feder auf dem Papier und das Gefühl, wie sich die Feder über das Papier bewegt. Dies beinhaltet alle Wahrnehmungsebenen.

Ein anderes Indiz dafür, dass ich bevorzugt visuell wahrnehme und agiere: Ich glaube nur, was ich sehe, und ich nehme gesehene Informationen besser auf.

Gesprochenes Lob, Anerkennung, Gesprochenes überhaupt entgeht oft völlig meiner Wahrnehmung! Ich muss die Information dann nachfragen, und sie selbst nochmals aussprechen, also wiederholen, damit sie sich bei mir verankern kann.

Man müsste also zu mir sagen: Man kann sehen, dass dir das Malen dieses Bildes große Freude gemacht hat, das zeigt die Farbgestaltung.

Oder: Das Essen sieht aus, als sei es mit Liebe gemacht, das zeigt schon die Vielfalt.

Eine Wegbeschreibung greift bei mir nur, wenn ich mir das Gebiet bildhaft vorstellen kann oder einen Plan vor mir habe, durch den ich mir den Wegverlauf einprägen kann, am besten auch farblich markiert.

Ich weiß also, dass ich *hauptsächlich zum visuellen Typ* gehöre, aber auch Züge der anderen Bereiche habe.

Damit nun auch Sie Ihren Wahrnehmungstyp herausfinden können, lade ich Sie ein, folgende Tests zu machen:

Test: Welcher Wahrnehmungstyp bin ich?*

Spreizen Sie Zeige- und Mittelfinger der rechten Hand (bei Linkshändern links).
Nun stellen Sie sich vor, die beiden Finger werden von einer Schnur umwickelt, die sich zusammenzieht. Sie stehen jetzt aneinander. Dann zähle ich innerlich 1-2-3 und spreize sie wieder. Nur mit Ihrem Willen, nicht mit der anderen Hand nachhelfen!

Geht das nicht oder nicht gleich, sind Sie der visuelle Typ.

Nun schütteln Sie die Hände aus und dann geht's zum nächsten Test.
Spreizen Sie wieder die beiden Finger! Dann führen Sie sie beide wieder zusammen, wohlgemerkt, willentlich, nicht mit der anderen Hand und wenn sie zusammentreffen, stellen Sie sich ein Geräusch vor, das so klingt, als würde ein Schloss einrasten. Nun versuchen Sie wieder durch Konzentration, sie voneinander zu trennen.

Geht das nicht oder nicht gleich, bin ich der auditive Typ.

---

* Vgl. zu dieser Thematik Weiß, Josef: *Selbstcoaching. Persönliche Power und Kompetenz gewinnen*, Paderborn: Junfermann Management, 2001, S. 17–24.

Weiter geht der Test, indem man sich vorstellt, die beiden Finger würden durch einen starken Kleber verbunden. Sie spüren regelrecht, wie Ihre Finger zusammenkleben. *In diesem Fall wäre man ein* kinästhetischer Typ.

Wieder werden die Finger ausgeschüttelt und die Ausgangsstellung eingenommen. Stellt man sich jetzt eine schwere Duftwolke vor, die die beiden Finger miteinander verbindet, kann man erforschen,
ob man dem olfaktorischen Typ *angehört.*

Vielleicht haben Sie mehr als einmal das Gefühl gehabt, das könnte passen. Dann gehören Sie zu den gar nicht so seltenen Mischtypen. Aber Sie werden schon gemerkt haben, dass Sie in der Wahrnehmung eine bevorzugte Ebene haben, die Sie hauptsächlich nutzen!

Nun, da Sie herausgefunden haben, welchem Typ Sie hauptsächlich entsprechen, klären sich für Sie vielleicht schwierige Situationen mit Ihren Mitmenschen, in denen Sie aneinander vorbeiredeten. Das erscheint oft so wenig nachvollziehbar, denn man spricht doch die gleiche Sprache. Und doch erscheint es immer wieder, als spreche man selbst oder der andere „außerirdisch".

Andere Wahrnehmungen integrieren

Wenn ich nun merke, dass ich beispielsweise nur auf der visuellen Ebene „fahre" und davon rede, dass ich mir *vorstellen* kann, dass ... und alles in klaren Farben vor mir *sehe* und dabei mein Gegenüber Schwierigkeiten hat, mich zu verstehen, weil er auditiv agiert und von dem Projekt *gehört* hat und dabei *große Ohren bekommen* hat, weil er begierig war, in die Verhandlungen hineinzu*horchen* und festzustellen, ob sich das gut *anhört* ..., dann gibt es für mich nur eine Chance:

Dann muss ich auch
meine anderen Wahrnehmungen trainieren.
Das ist nicht so schwer!

Visualisieren:

Ich fixiere einen Gegenstand für eine Weile und schließe dann die Augen. Ich versuche, ihn vor meinem inneren Auge zu sehen. Das trainiere ich so lange, bis ich den Gegenstand so realistisch wie möglich auf meiner „inneren Leinwand" sehen kann. Wenn das nicht geht, versuche ich zuerst, die Umrisse zu sehen und füge immer mehr Einzelheiten hinzu. Nach und nach füge ich immer mehr Gegenstände dazu. Wenn mir die

Erinnerung gerade einmal fehlt, blinzle ich kurz und wiederhole den Prozess so lange, bis alles stimmt.

Wenn Sie möchten, können Sie auch mit Farben arbeiten, sie verändern, verstärken, abschwächen, die Konturen verstärken, verwischen, auflösen …

Wenn Sie das Visuelle probehalber in Ihre Sprechweise integrieren möchten, um Ihre Kommunikationsfähigkeit mit visuell veranlagten Menschen zu verbessern, können Sie das trainieren, indem Sie gewisse Wendungen einbauen: Ja, ich habe das Kleid *gesehen* und konnte mir genau *vorstellen*, wie es an mir wohl *aussehen* würde … Er war *einsichtig* genug, zu erkennen, dass er einem Irrtum erlegen war … Es war nicht zu *übersehen*, wie müde ihn die Reise machte …

Hören:

Spielen Sie Ihre Lieblingsmusik und stoppen Sie sie nach den ersten Takten. Lassen Sie sie im Kopf weiterlaufen und summen Sie dazu innerlich oder auch wirklich!
Sie können auch auf Ihre innere Stimme hören, sie spielerisch verändern, laut oder leise stellen, die Stimmhöhe verändern, sie ganz ausfiltern …

Auch hier hilft es sicher, die Kommunikation zu optimieren, wenn man auditive Elemente in die Sprache einbaut: Man kann seine Gereiztheit nicht *überhören*! … Ich habe *gehört*, dass … Das *klingt* wirklich interessant …

Fühlen:

Spüren Sie Ihre Haltung, wie Sie stehen, sitzen, gehen und mit welchen Empfindungen das verbunden ist. Probieren Sie durch Verändern, wie Ihre Befindlichkeit sich äußert … Stellen Sie sich alle möglichen Gefühle vor. Wo in Ihrem Körper können Sie sie spüren, und wie fühlen sie sich an?

Formulieren Sie Ihre Aussagen so oder ähnlich: Ich habe so ein *Gefühl*, als ob … Das *fühlt* sich gut an für mich … Ich *spüre*, dass dir da etwas fehlt … Dieser Gedanke macht mir *Bauchschmerzen* …

So können Sie lernen, Ihrem Gegenüber die Chance zu geben, von Ihnen verstanden zu werden oder auch Sie zu verstehen. Sie können miteinander auf gleicher Ebene kommunizieren und dabei viel erreichen. Das ist im privaten Bereich ebenso hilfreich wie im beruflichen, also lohnt sich das Üben allemal! Wie schwerwiegend kann sich ein einfaches Missverständnis auswirken, wie kann es manchmal zu Beeinträchtigungen des Selbstbewusstseins führen, die sich durch ein ganzes Leben ziehen, oder wie leicht lässt es Stresssituationen immer aufs Neue aufflammen, die nicht nötig sind! Wenn man dies bedenkt, ist es sicher hilfreich, sich mit dieser Thematik zu beschäftigen!

Noch ein weiterer Tipp:

Wenn es Ihnen auf der momentanen Ebene schlecht geht, Sie zum Beispiel in immer neue Problemsituationen geraten, weil Ihr innerer Dialog Sie nicht in Ruhe lässt, wenn Sie nicht mehr gut schlafen können, dann versuchen Sie, ab- und um- zuschalten. Wählen Sie eine andere Ebene und schauen Sie sich nur noch innere Bilder an, während Sie die *auditive Ebe- ne verlassen oder herunterregeln.* Oder beobachten Sie Ihren Atem, wie er Ihren Brustkorb hebt und senkt ... Oder lassen Sie einen wunderbaren Duft Ihre Nase umstreichen. Sie kön- nen nun selbst Störungen einen angenehmen Hintergrund verleihen.

Es kann sogar helfen, eine unangenehme Sitzung beim Zahn- arzt durchzustehen, wenn man sich innerlich an seinen Traum- strand versetzt. Mir hat es schon geholfen! Auch wenn das Presslufthämmern mich dann an Straßenarbeiten am Urlaubs- ort erinnerte. Das gibt es schon einmal. (Dabei war es das Schneidegerät, das den Weisheitszahn zerteilte.)

Überreizung vermeiden –
die Wahrnehmung herunterregeln

Besonders auf der auditiven Ebene sind wir Hochsensiblen leicht von einer Überreizung bedroht, da wir die Ohren, anders als die Augen, nicht so einfach verschließen können. Ich habe eine Meditation dazu geschrieben, wie man die auditive Ebene herunterregeln kann und sie auch schon in meinem Buch *Wenn du zu viel fühlst* vorgestellt. Da die Resonanz positiv war, möchte ich sie für die Leser, die das erste Buch nicht kennen, hier nochmals zur Verfügung stellen.

Lassen Sie sich die Meditation vorlesen oder sprechen Sie sie auf Kassette und spielen sie sich selbst vor. Der Einfachheit halber spreche ich Sie in der Meditation mit DU an!

Meditation – Filter oder Regulator

*Suche dir einen Platz, an dem du absolute Ruhe
hast! Stelle, wenn möglich, Klingel und Telefon ab
und schließe die Tür hinter dir!*
Lege dich auf den Rücken und atme tief durch!
Fühle dich schwer und geborgen und warm.
*Schließe die Augen, nimm die Geräusche um dich
herum wahr und lasse sie in dich hinein.*
Nimm sie einmal ganz bewusst wahr.
*Ordne ihnen die Gegenstände und die Lebewesen
zu, die sie erzeugen.*
*Stelle dir vor, was diese Geräuscherzeuger gerade
tun, wie sie aussehen, wohin sie wollen.*
*Gehe hinein in die Situation und schau nach, stelle
dir den Hund vor, der ständig bellt, die Bauarbei-
ter, die die Straße aufreißen, den Nachbarn, der
die Bässe aufdreht, um seine Lieblingsmusik körperlich zu spüren … Sieh sie dir an!*
Und nun lasse sie los.
Werde dir bewusst,
dass sie für dich uninteressant sind,
*dass sie nichts mit dir zu tun haben und daher
auch keine Gefühlsreaktion bei dir erzeugen,*
*dass sie in deiner Wahrnehmung nichts verloren
haben.*

Streiche sie aus deiner Wahrnehmung.
Sie sind für dich bedeutungslos.
Schicke sie einfach weg.
Lasse ihre Geräusche immer kleiner werden,
vielleicht hilft es dir, dir einen Regler vorzustellen,
den Lautstärkeknopf am Radio.
Drehe ihn immer leiser
und leiser,
bis du Ruhe hast in dir
und nur noch wahrnimmst.
was du wahrnehmen willst.

Lass dir nun eine Weile Zeit, um wirklich wahr-
zunehmen, dass diese Geräusche dich nicht mehr
zu stören brauchen, weil du sie einfach wegdrehen
kannst.

Atme tief durch, fühle dich rundherum wohl, ruhig
und entspannt und ausgeglichen und zufrieden,
recke und strecke dich, öffne die Augen und komme
langsam wieder zu dir.

Ein wenig hat die Störanfälligkeit, die hier angesprochen ist, auch mit der *Lebenseinstellung* zu tun. Ich werde das im Kapitel *Lebenseinstellung* noch einmal explizit behandeln, doch so viel sei hier schon gesagt: Wenn Sie sich als Opfer der Umstände sehen, wenn Sie jede Störung auf sich beziehen, wenn Ihnen so ist, als wollten alle Menschen Sie nur angreifen und fertigmachen, so wird es sich für Sie auch so anfühlen, und es scheint sich dann auch so zu erfüllen. Wenn Sie aber zum Beispiel das Hundegebell in der Nachbarschaft als etwas sehen, was zu dieser Straße gehört, so wie die Geräusche der vorbeifahrenden Autos, kann es für Sie leichter werden.

Ich weiß, das ist nicht immer ganz einfach, vor allem wenn der Hund einmal wochenlang seinen Rappel hat und jeden Floh anbellt, der vorüberhopst. In meiner Nachbarschaft ist auch solch ein Exemplar und ich habe ihm schon manchmal angedroht, dass er am nächsten Tag in der Wurstsuppe landen würde, wenn er jetzt nicht ruhig wäre. Ich bin, als es mir einmal wirklich zu viel wurde, hinübergegangen und habe mit ihm geredet. Da habe ich gesehen, dass er ganz außer sich war, weil ihn anscheinend einer der Flöhe, die er immer so böse anbellen muss, zu seinem neuen Heimatort auserkoren hat. Das Jucken und Kratzen hat ihn fast verrückt gemacht. Ich habe seine Besitzer angesprochen, die haben nur abgewinkt. Der Hund hat immer noch seine nervtötenden Bellanfälle, aber ich weiß jetzt warum, und das macht mich gelassener. Ich beziehe es nicht auf mich. Das heißt nicht, dass es mich nicht mehr stört. Das tut es immer noch, aber in einem erträglichen Rahmen.

Augenbewegungsmuster lesen

Wir bleiben beim Thema Kommunikation. Wer sich nun fragt, was das mit Hochsensibilität zu tun hat, dem sage ich: Viele Hochsensible haben sich menschlicher Kontakte entwöhnt. Sie ziehen sich, wo sie können, ins stille Kämmerchen zurück, während Normalsensible Vereinsaktivitäten und Kontakte pflegen. Hochsensible haben zwar eine feinstoffliche Wahrnehmungsebene, die vielen anderen Menschen fehlt, aber das allein genügt nicht. Die für alle sichtbare, die „grobstoffliche" Komponente ist mindestens genauso wichtig und will geübt, erkannt und auch angewandt werden.

Das im Folgenden erklärte Augenbewegungsmuster führen wir unbewusst aus. Wenn man es lesen kann, erfährt man noch einmal mehr über sein Gegenüber, was unsere feinstoffliche Wahrnehmung meistens bestätigt. Kaum ein Mensch ist so raffiniert, so geschickt, dass er sein Augenbewegungsmuster manipulieren kann!*

Wollen Sie wissen, auf welcher Ebene Ihr Gegenüber agiert, so beobachten Sie seine Augenbewegungen, wenn er nachdenkt und überlegt:

---

* Vgl. zu dieser Thematik Weiß, Josef: *Selbstcoaching. Persönliche Power und Kompetenz gewinnen*, Paderborn: Junfermann Management, 2001, S. 38–44

Augenbewegungsmuster

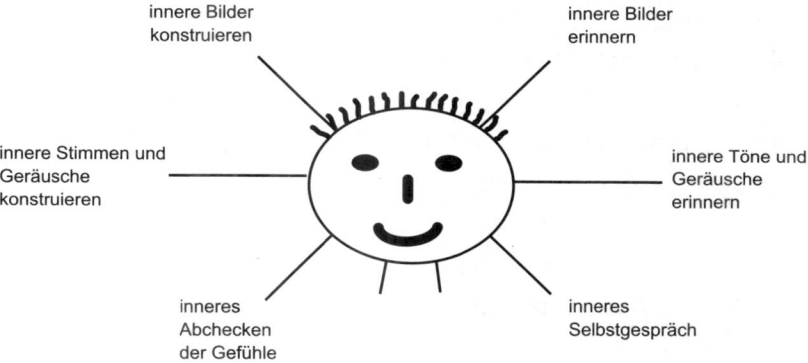

innere Bilder
konstruieren

innere Bilder
erinnern

innere Stimmen und
Geräusche
konstruieren

innere Töne und
Geräusche
erinnern

inneres
Abchecken
der Gefühle

inneres
Selbstgespräch

*Sie können daran untrüglich feststellen, zu welchem
Typ er gehört:*
*dreht er beim Nachdenken die Augen nach oben,
dann ist er ein visueller Typ,*
dreht er sie seitwärts, dann ist er betont auditiv,
dreht er sie nach unten, dann gehört er überwiegend dem kinästhetischen Typ an.
*Nebenbei bemerkt: Wenn seine Augen dabei nach
links gehen, wird etwas erinnert, also aus der Vergangenheit abgerufen, gehen die Augen nach rechts,
handelt es sich eher darum, sich etwas vorzustellen,
etwas zu imaginieren.*

Wenn ich im Gespräch mit dem anderen etwas erreichen will, muss ich auf seine Ebene umsteigen, also vom Auditiven zum Visuellen oder Kinästhetischen, wie ich es oben ausführlicher beschrieben habe.

Zur Wiederholung noch einmal kurz:

Visuelles Lob lässt sich zum Beispiel so formulieren:

Das *sieht* gut aus, das ist *sonnenklar*, da *sehe* ich tolle Chancen …, die Qualität ist nicht zu *übersehen*. Das kann sich *sehen* lassen und ist gut *überschaubar* …

Auditives Lob:

Das *hört* sich gut an, das kann sich *hören* lassen … das *klingt* gut … Das ist der *Kracher* …

Kinästhetisch:

Sie haben das *im Griff*, du hast ein *Gefühl* (Händchen) dafür. Sie haben den Kern der Sache *erfasst* …

Olfaktorisch/Gustatorisch:

Ich wusste, dass du dafür einen *Riecher* hast … Das ist vollkommen nach meinem *Geschmack* …

Wenn Sie also im Gespräch mit anderen über die Augenbewegungen solche unbewussten Hinweise auf die bevorzugte Wahrnehmungsebene Ihres Gegenübers bekommen, ist das Ihre Chance, sich darauf einzustellen, um das gegenseitige Verstehen zu erleichtern und im geschäftlichen Bereich Ihre Ideen besser anzubringen.

Veränderung von Glaubenssätzen

Im Verlauf unserer Kindheit und auch später entwickeln wir durch Erfahrungen allerlei Art Glaubenssätze. Das sind in der Schule Erfahrungen wie: Ich kann mich noch so sehr anstrengen, ich verstehe die Mathematikaufgaben einfach nicht: Ich bin zu dumm!
Oder andersherum. Ein Mädchen bekommt Reitunterricht. Es lässt sich nicht davon erschüttern, dass es immer und immer wieder vom Pferd fällt, weil seine Mutter es immer wieder ermuntert, dran zu bleiben, es wieder und wieder aufs Neue zu versuchen. Irgendwann erreicht es sein Ziel, und damit verfestigte sich der Glaubenssatz: Ich kann erreichen, was ich wirklich will!

Leider sind einige der Glaubenssätze, die wir im Leben mit auf den Weg bekommen haben, nicht für ein erfülltes Leben geeignet. Wenn wir immer der Meinung sind, nicht verdient zu haben, was wir gerne möchten, dann brauchen wir uns auch nicht zu wundern, wenn wir es trotz verzweifelten Bemühens nicht bekommen. Das „verzweifelte Bemühen" trägt in sich bereits die Botschaft, dass man eigentlich nicht so recht daran glaubt, das Ziel zu erreichen, fast schon daran ver-zweifelt, also zweifelt, und dass man sich über die Maßen für etwas anstrengen muss, was einem wichtig ist. Natürlich bekommt man selten etwas wirklich Wertvolles geschenkt, man muss sich immer in irgendeiner Weise anstrengen, aber warum sagen wir nicht einfach, man „darf" sich dafür anstrengen, denn der Erfolg belohnt jegliche Anstrengung.

Bevor Sie all diese Übungen ausführen, sollten Sie sich erst klarmachen, ob Sie wirklich erfolgreich sein wollen.

Lesen Sie noch einmal das Gedicht *Wer bist du ...* auf Seite 119, dann wissen Sie vielleicht, was ich mit meiner Frage meine. Manchmal ist es leichter, in den alten eingefahrenen Mustern zu verharren, dabei zu bleiben und die Verantwortung an andere abzugeben. Für einige ist dies ein vertrautes Muster, es funktioniert und man weiß, was man daran hat, im Guten wie im Schlechten.

Wenn Sie sich nun für die Veränderung entschieden haben, dann geht's jetzt los:[*]

Ich überlege mir fünf Glaubenssätze, die mich bisher geschwächt und am Fortkommen gehindert haben.

---

[*] Vgl. zu dieser Thematik Weiß, Josef: *Selbstcoaching. Persönliche Power und Kompetenz gewinnen*, Paderborn: Junfermann Management, 2001, S. 146–151.

1. *Ich kann das nicht rüberbringen*
2. *Ich bin nicht überzeugend genug*
3. *Ich bin nicht belastbar*
4. *Ich kann mich nicht gut ausdrücken*
5. *Ich bin nicht beliebt*

Einen dieser Sätze, die Nummer drei, wähle ich als *mein persönliches Beispiel* aus.

Will ich diesen Satz auch wirklich ändern? Gewährt er mir nicht auch viele Vorteile, zum Beispiel Schonung?
Ja, ich will ihn ändern und, ja, ich bekomme teilweise Schutz, Schonung, aber ich habe auch weniger eigene Erfolgserlebnisse, die für mein Selbstbewusstsein immens wichtig wären.

Checkliste, wie ich diesen Satz mental repräsentiere:

Alles hier angeführte kann ich empfinden, sehen, hören und lokalisieren, wenn ich die Augen schließe und mir den ausgewählten Satz vorstelle. Mit der Lokalisierung ist gemeint: Ich kann mir ein Gefühl oder eine Wahrnehmung an einer Stelle vorstellen. Eine Stelle innerhalb und außerhalb meines Körpers, rechts und links davon ...

visuell:	hell – dunkel
	klar – unscharf
	klein – groß
	fern – nah
	zweidimensional – dreidimensional
	grellfarbig – pastellfarben
auditiv:	laut – leise
	tief – hoch
	langsam – schnell
	gefällig – schrill
kinästhetisch:	stark – schwach
	zart – derb
	kalt – warm
	leicht – schwer
	fest – lose
olfaktorisch:	süß – bitter
	schwer – leicht
	blumig – frisch
Lokalisierung:	intern – extern
	links – rechts
	oben – unten

Beispiel und Anleitung

kursiv = eigene Erfahrung
Ich gehe nun also in einen entspannten Zustand und sage
mir diesen ausgewählten Satz.
Ich muss ihn immer wieder sagen, bis er etwas auslöst, so
vertraut ist er mir schon.

Also: Was spüre, höre, sehe, rieche, schmecke ich, wenn ich
an ihn denke? Wo, an welchen Stellen innerhalb, außerhalb
des Körpers kann ich das wahrnehmen?
Bei mir war es Folgendes:
Trauer, Resignation, ein Gefühl von Schwere, Dunkel, Bauch-
weh, ein Knacken im Nacken, Unbeweglichkeit, hochfrequen-
tes Rauschen, Gelenkschmerzen in Füßen und Händen.

Dann lasse ich den Satz wieder los und kehre zurück, stehe
auf, atme tief durch, trinke etwas. Nun notiere ich mir diese
Wahrnehmungen.

Welcher Satz könnte nun den schwächenden Glaubenssatz
auf- oder ablösen?
In meinem Fall fiel mir folgender ein:
Ich schaffe alles, was ich will!
Diesen Satz habe ich zunächst im Hintergrund behalten.

Dieser neue Glaubenssatz wird nun ebenso, nachdem ich mich wieder entspannt habe, verinnerlicht und auf allen Ebenen wahrgenommen. Die Wahrnehmungen werden notiert: *Hochfrequentes Piepen, rosa, türkis, hellblau, Mandarinenduft.*

Danach geht man am besten gleich in den ersten Satz zurück und nimmt die Wahrnehmungen aus dem zweiten Satz mit hinein. Das macht man mehrfach, bis sich eine Wirkung zeigt.

Ich konnte nun den alten Satz farblich verändern, ich fügte türkis und hellblau und rosa zu. Ich färbte ihn einfach ein! Die Schwere wurde leichter, nicht mehr so bedrückend, aber sie war schon vorher sehr entspannend und blieb das auch. Der Nacken knackte nun nicht mehr! Anschließend fühlte ich mich positiver, das Bauchweh war weg, die Gelenkschmerzen verschwunden. Und ich hatte nur die Farben verändert! Ich hätte auch das Rauschen noch variieren können, mir den Mandarinen-Duft dazuholen können …
Das hätte den Effekt vielleicht noch verstärkt! Aber bereits das Verändern der Farben half schon sehr. Alles andere sollte ja noch folgen.

Nun stelle ich mir ein großes Blatt Papier vor. Eine kleine Ecke rechts oben enthält den neuen Satz, links unten steht der alte Satz (wie auf der Skizze auf S. 153 beschrieben). Ich lasse zuerst die rechte Ecke blitzartig anwachsen, sodass sie nun das ganze Blatt repräsentiert und der alte Satz auf die linke untere Ecke des Blattes schrumpft. Dasselbe mache ich gleich darauf mit der linken Ecke, sodass die obere rechte Ecke mit dem neuen Satz zusammenschrumpft. Nun springe ich auf diese Weise fünfmal hin und her, vollziehe den Wechsel, bis ich wieder bei dem neuen Satz angekommen bin, der nun das ganze Blatt einnimmt.

Die erklärende Skizze ist schwarz-weiß, Sie können sie jedoch für sich im Kopf bunt einfärben, das verstärkt die Wirkung sehr!

Mit der Zeit bleibt das Blatt mit dem neuen Glaubenssatz groß und der alte Satz verschwindet.

Trauen Sie sich ruhig, probieren Sie aus, wie sich das anfühlt, es ist wirklich recht einfach. Nur nicht schon wieder zweifeln, hinterfragen, einen Beweis verlangen. Den besten Beweis können Sie sich selbst liefern. Als ich zum ersten Mal von dieser Technik hörte und las, war ich sofort neugierig und probierte sie mit dem oben erwähnten Satz. Mit meiner Hochsensibilität hatte ich mir damit auch gleich den heikelsten Satz ausgesucht, weil dies eben mein festes Glaubensmuster war, dass ich nicht belastbar sei. Er war nötig für mich, viele Jahre lang, um mein immerwährendes Scheitern (als solches hatte ich es empfunden) zu rechtfertigen. Eine laue Erklärung, die auch wieder mit tausend Fragen verbunden war: Warum bin ich nicht belastbar, bin ich krank, bin ich weniger intelligent als andere, bin ich gar dumm? Wie Sie sehen können, lauter quälende Fragen. Und diesen Satz zu transformieren zu dem neuen Satz „Ich schaffe alles, was ich will" hat eine Menge bewegt. So viel, dass ich vorerst nicht mehr daran dachte, auch noch andere Sätze zu bearbeiten.

Übung zur Veränderung von Glaubenssätzen

Sicher möchten Sie die Übung jetzt selbst gerne einmal ausprobieren. Keine Scheu, es ist spannend und das Ergebnis oft völlig unvorhersehbar und manchmal sogar verblüffend!

Denken Sie einmal nach, von welchen Sätzen Sie in Ihrem Leben blockiert werden oder mit welchen Sätzen Sie sich selbst einschränken, wenn Sie selbst wieder einmal mit sich schimpfen, wenn Sie sich sagen: „Das schaffe ich doch nie!" Oft braucht man niemanden, der einen an diese Sätze erinnert, oft genug schimpft man sich selbst aus. Ich denke, fünf Sätze sind genug und fallen uns schnell ein:

1. ....

2. ....

3. ....der ausgewählte Satz ....

4. ....

5. ....

So, das genügt erst einmal. Nun picken Sie sich Ihren „Lieb-lingssatz" heraus, den, der Sie am meisten belastet:

Verschaffen Sie sich einen zeitlichen und örtlichen Ruheraum und planen Sie dabei etwa 30 Minuten ein. Es kann auch schneller gehen, aber die ersten Male können schon ein bisschen Zeit in Anspruch nehmen.

Nun, wenn Sie den Satz ausgesucht haben, fragen Sie sich zunächst ganz offen und ehrlich: Was nutzt mir dieser Satz? Was habe ich damit erreicht, Gutes wie Schlechtes. Welche Vorteile verschafft mir dieser Satz und welche Nachteile? Am wichtigsten ist die Frage:

Will ich meine Situation wirklich verändern?
Mit allen Konsequenzen?

Wenn Sie nun JA sagen und denken, dann kann es beginnen!

Setzen oder legen Sie sich bequem hin und schließen Sie die Augen! Denken Sie Ihren einschränkenden Satz und nehmen Sie wahr!

Was sehen Sie?
Farben, Strukturen, Licht, hell, dunkel, klein, groß, fern, nah, beweglich, starr ...

....
....
....
....

Was hören Sie?
Brummen, Summen, Piepsen, tief, hoch, langsam, schnell, sanft, zart, schrill ...

....
....
....
....

Was fühlen Sie?
Schmerz, Druck, dumpfes Gefühl, Schwere, Leichtigkeit, Müdigkeit, zart, schwach, kalt ...

....
....
....
....

Was schmecken und riechen Sie?
Blumig, frisch, süß, schwer, duftig, bitter, salzig, …

....

....

....

....

Wo empfinden Sie es?
Im Körper, wo dort? Außerhalb, oben, unten, rechts, links …

....

....

....

....

Nun kommen Sie zu sich und notieren Ihre Empfindungen.
Die oben genannten Angaben sollen nur kleine Erinnerungs-
hilfen sein. Versuchen Sie, Ihre Empfindungen so lange wie
möglich zu halten, aber überlegen Sie sich dabei eine Formu-
lierung, die helfen könnte, den unangenehmen Satz zu ent-
kräften! Sicher fällt Ihnen schnell einer ein! Trauen Sie sich
einfach und vertrauen Sie, auch wenn Ihnen dieser Einfall im
Moment ein wenig zu optimistisch zu sein scheint.

Schreiben Sie hier den neuen Satz auf:

....

....

Sie sollten sich jetzt gleich wieder hinlegen und die Augen schließen und den neuen Satz sagen. Machen Sie das ruhig mehrmals und spüren Sie mit allen Sinnen in sich hinein! Es kann ein bisschen dauern, kann aber auch blitzschnell geschehen, und Sie haben wahrscheinlich andere, vielleicht hellere, leuchtendere, schönere Wahrnehmungen. Halten Sie diese fest und notieren Sie sie auf dem Übungsblatt zu den vorherigen Wahrnehmungen, jedoch in einer anderen Farbe oder in Klammern!

Und nun legen Sie sich wieder hin, halten die soeben gemachten Wahrnehmungen, schließen die Augen und denken an den ersten Satz, den Sie ja verändern wollen. Sie färben ihn neu ein, verändern die Geräusche, den Duft, den Geschmack, das Gefühl, die Richtung. Von den alten Empfindungen bleibt nichts mehr übrig. Es ist, als hätten Sie neue Farben gemischt, neue Lichter kreiert, die Geräusche verändert.

Und nun stellen Sie sich ein Stück weißes Papier vor. Oben rechts steht der neue Satz und unten links steht der alte. Lassen Sie vor Ihrem inneren Auge den rechten oberen neuen Satz so stark anwachsen, dass er das ganze Blatt füllt. Dann mit dem linken unteren dasselbe. Springen Sie mehrfach hin und her, aber beenden Sie die Übung damit, dass der neue Satz das ganze Blatt einnimmt!

Wechselweise Vergrößerung des alten und neuen Glaubenssatzes,
damit am Schluss der neue Satz bleibt!

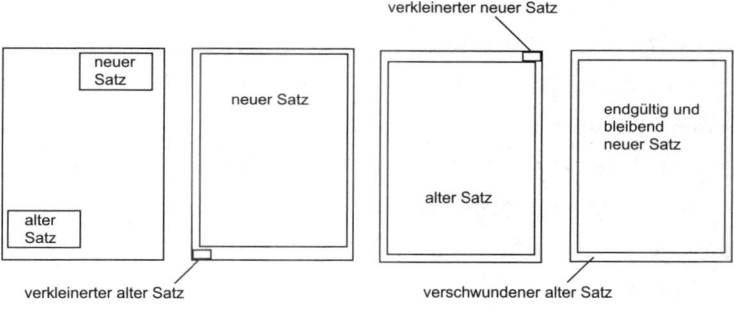

Vielleicht ist dieser Prozess schon beim ersten Mal so stark, dass ein Durchgang genügt. Sie können es aber auch wiederholen, sooft es Ihnen sinnvoll erscheint! Hören Sie auf Ihr Gefühl!

Zielsetzung*

Auf ähnliche Weise können Sie auch Ihr Ziel oder Ihre Ziele ins Leben holen. Ja, Träume haben wir alle, aber aus Träumen Ziele zu machen, heißt, sie aus einem diffusen, nicht greifbaren Bereich ins Leben zu holen, sodass sie zumindest schon mit unseren körperlichen Sinnen wahrnehmbar sind. Wie das genauer geht, wird wieder mit einem persönlichen Beispiel gezeigt.

1. Was genau ist das Ziel, was soll erreicht werden?

Das Ziel soll positiv, nicht negativ formuliert sein, es soll kein „nicht" enthalten sein, also nicht so: Ich will nicht, dass mein neues Auto nicht zuverlässig ist, sondern so: Mein Auto wird gut gepflegt und dankt es mir mit langer Lebensdauer.

2. Wann wird/wurde welches Ziel erreicht?

Stellen Sie sich vor, das Ziel wäre erreicht!

Wie sieht es aus, wie hört es sich an, wie fühlt es sich an und wie riecht es, vielleicht hat es auch einen Geschmack?

---

* Vgl. zu dieser Thematik Weiß, Josef: *Selbstcoaching. Persönliche Power und Kompetenz gewinnen*, Paderborn: Junfermann Management, 2001, S. 46 f.

Welches Gefühl haben Sie dabei?

Fehlt noch etwas, oder ist es ein rundes Gefühl?

Welche Gefühle löst es aus, das Ziel erreicht zu haben?

Sehen Sie Zahlen, Geldscheine?

Hören Sie das Lob zufriedener Kunden?

Kosten Sie all diese Gefühle aus!

Vor allem sollten Sie auch kleine Schritte genießen!

Ein kleines, persönliches Beispiel:

Ich schließe die Augen und denke an meine Zukunft. Es ist eine Fantasiereise, aber alles entwickelt sich völlig ungesteuert und von alleine.

Eine Frau mit ehemals dunklem Haar, jetzt graumeliert, und braun gegerbter Haut steht vor mir, sie ist sechzig bis siebzig Jahre alt und trägt Kleidung wie in den 50-er oder 60-er Jahren. Wir besuchen sie auf ihrem Gehöft, dort gibt es viele Katzen in allen Farben. Eine schwarze mit weißen Pfoten und anderen Abzeichen fällt mir auf. Es ist, als wollten wir uns bewerben und die Frau will uns prüfen. Sie zeigt uns alles, was zu dem Gehöft gehört, und es entspricht genau meinen Vorstellungen. Die Landschaft ist relativ flach, aber das Gehöft steht auf einer kleinen Anhöhe. Ein sanfter Wind trägt

Meerwassergeruch herüber. Einige hundert Meter weiter sind überwachsene Dünen und das Meer sichtbar (sieht es nicht aus wie in Frankreich an der Atlantikküste?). Die Straße endet hier. Einige kleine Häuser sind auf dem Gut verteilt, wie hingewürfelt. Wir laden Menschen zu einem Seminar ein. Eines der Häuser wird als Unterkunft ausgewählt, zehn Zimmer mit je zwei Betten. Die Katzen werden ganz selbstverständlich mit einbezogen und bringen sich auch selbst ein. Ein großer Raum dient als Seminarraum. Man kann mit Fingerfarben malen, ich rieche die Farben, die Katzen mischen auch mit. Wir haben eine Frau vom Ort geholt, die für alle kocht. Sie backt ganze Bleche voll Kuchen, Pizza und Gemüsequiches. Es duftet überall danach. Wir sitzen an großen Tischen zusammen und lassen es uns schmecken. Die Leute sind begeistert. Es geht allen gut. Die Frau mit dem dunklen Gesicht sagt: Ihr könnt es haben. Im Wohnzimmer liegen alle Dokumente bereit!

Wir bringen die Gäste zum Tor, winken ihnen nach und sie bleibt bei uns. Jetzt ist sie auch die Sorge um die Katzen los, die uns nun durch unser Leben begleiten. Ein schönes Gefühl insgesamt.

Ich habe während dieses schönen Gefühls einen Punkt links am Handgelenk gesetzt, wie weiter unten im Kapitel *Ankern* (S. 171) beschrieben wird.

So und ähnlich oder ganz anders können sich Zielsetzungen in der Vorstellung gestalten, Zufälle auftauchen, Synchronizitäten erscheinen, die dann im richtigen Leben ein wenig realistischer sind. Aber wenn ich nun anfangen würde zu werten, würde ich mir andere Komponenten aus dem „inneren Film" verderben, die durchaus realistisch sind. Ich bin noch nicht in diesem „Film" angekommen, aber einige sehr auffällige Zufälle haben sich in diesem Zusammenhang ergeben, die mich näher an meinen Wunschtraum, mein Ziel geführt haben und auch weiterhin führen werden!

Der Weg ist nun, die Gefühle, die entstehen, wenn das Ziel visualisiert und in gewisser Weise erlebt wird, mit den gewünschten Ereignissen zu koppeln. Denn dadurch kommt, wie gesagt, das Ziel aus einem vagen Wunschtraum ein Stück mehr in die materielle Welt hinein. Wenn man möchte, kann man das immer wieder manifestieren, vielleicht ändern sich dabei auch einzelne Komponenten, denn manchmal verändern sich Lebensbedingungen, die dann aufs Neue an die Zielsetzung angepasst werden sollen.

Übung zur Zielsetzung

Versetzen Sie sich in einen entspannten, ruhigen Zustand, schließen Sie die Augen. Lassen Sie das erscheinen, was schon immer Ihr Wunschtraum war. Sie haben es jetzt erreicht. Ein eigenes Häuschen, ein schönes neues Auto Ihrer Traummarke oder ein kleiner Garten, in dem Sie Ihre eigenen Radieschen und Tomaten ziehen. Lassen Sie das Traumziel vor Ihrem inneren Auge langsam auftauchen. Und nun schalten Sie all Ihre Sinne ein. Nehmen Sie wahr. Hören Sie den Motor Ihres Traumautos, riechen Sie den „neuen" Geruch im Innenraum? Spüren Sie die Vibration des Motors? Sehen Sie das Schimmern und Glänzen des Lackes?

Wenn es um Ihr Gärtchen geht, können Sie wahrscheinlich die frische, duftende Erde riechen, den Geruch wahrnehmen, den eine Tomatenpflanze verbreitet, wenn man sie berührt, das Knacken der selbstgeernteten Radieschen zwischen den Zähnen spüren und die Sonne auf dem Körper fühlen, während der Gartenarbeit …

Gehen Sie richtig hinein in die Situation, übernehmen Sie den Schlüssel, den der Autohändler Ihnen mit einem freundlichen Lächeln überreicht, steigen Sie in Ihr Auto ein, stellen Sie den Rückspiegel ein, richten Sie den Sitz für sich ein, schnallen Sie sich an und erwecken Sie zum ersten Mal selbst den Motor zum Leben, dessen Vibrationen Ihnen von nun an so vertraut werden wie der eigene Pulsschlag!

Genießen Sie die jeweilige Situation, solange sie Ihnen Freude macht. Dann kommen Sie allmählich wieder zu sich und schreiben dann am besten gleich die Empfindungen auf, die Sie hatten!

Was haben Sie gesehen?
Farben, Licht, Gegenstände ...

....

....

....

Was haben Sie gerochen?
Erde, Pflanzen, Benzin, Öl ...

....

....

....

Was haben Sie gehört?
Vogelgezwitscher, das Geräusch der Hacke in der Erde, den brummenden Motor, das Zufallen der Autotür ...

....

....

....

Was haben Sie gespürt?
Die warme Erde in der Hand, Die Blätter der Pflanzen, die Samen-
körner, den glatten Lack unter der Hand, das geriffelte Lenkrad,
das kühle Metall, die Geschmeidigkeit der ledernen Sitze …

....

....

....

Was haben Sie empfunden?
Freude, Spannung, Glücksgefühle …

....

....

....

Halten Sie all Ihre Empfindungen und Wahrnehmungen
schriftlich fest! Sie können die positiven Gefühle *ankern*, das
heißt, sie an einer Stelle Ihres Körpers binden, an der Sie sie
durch Berührung mit der Hand bei Bedarf wieder auslösen
können. (Darüber mehr im Kapitel *Ankern*.) Behalten Sie Ihre
Zielsetzung im Auge und wiederholen Sie diese Reise immer
wieder einmal und beachten Sie, was sich dabei verändert. Der
Wunsch, ein bestimmtes Auto, oder einen Garten zu besitzen,
mag gleich bleiben, aber manchmal ändern sich Bedingungen
und Umfeld. Für diese Änderungen, die das Leben ja auch in
Bewegung halten, sollte man unbedingt offen sein. Man kann
aus ihnen, wenn man aufmerksam bleibt, Botschaften lesen.

Die drei Energie-Ebenen[*]

Manchmal glauben wir, festzustecken, nicht mehr voranzu-
kommen, wir fühlen uns energielos. Wie können wir herausfinden, woran das liegt? Wie können wir daran arbeiten, um
uns selbst aus verfahrenen Situationen herauszuhelfen?

Im NLP werden drei Energiezustände unterschieden, die wir
kennenlernen sollten, um sie in solchen Fällen sinnvoll einsetzen zu können:
den *Status 1, 2 und 3* und den *Moment of Excellence.*

Status 1 oder *Ressource-Status*
– Schöpferischer Energiezustand
Dies ist der Status, in dem man mit allen Situationen des
Lebens umgehen kann, glücklich ist, kreativ, und Zugang zu
all seinen Kräften und Fähigkeiten hat.

Status 2 oder *Separator-Status*
– Abchecken, im „Hier und Jetzt" sein
Dieser Zustand bedeutet, von negativen emotionalen Zustän-
den, wie Frust, Trauer, Wut oder Enttäuschung „herunterzu-

---

* Vgl. zu dieser Thematik Weiß, Josef: *Selbstcoaching. Persönliche Power
  und Kompetenz gewinnen*, Paderborn: Junfermann Management, 2001,
  S. 51–57

kommen", im „Hier und Jetzt" anzukommen, sich umzuschau-
en und zu denken: „Ah, ich bin hier, in meiner Wohnung, an
meinem Computer, der Kuli, den ich in der Hand halte, ist rot
und hat einen silbernen Clip."

Status 3 oder *Stuck-Status*
– Stillstand, Blockade
Mit dem englischen Wort für „feststecken" ist dieser Status
sehr gut beschrieben. Man ist in seinen Emotionen verhaftet,
sieht „den Wald vor lauter Bäumen nicht", hat sich in eine
Frustration verrannt und nimmt nichts mehr wahr, außer diesen Emotionen, die alles zu verbauen scheinen.

Jeder dieser *Status* hat seine Berechtigung. Der *Ressource-
Status* hilft uns, Ideen zu haben, Problemlösungen zu finden, kreativ zu sein, zu handeln, das Leben zu meistern.

Manchmal rutschen wir aber in den *Stuck-Status* ab und
dann scheint nichts mehr zu gehen. Wir sind total blockiert,
können keinen Abstand zu der Situation gewinnen und wissen nicht mehr ein noch aus.

Dann ist der *Separator-Status* hilfreich. Er lässt uns im „Hier
und Jetzt" ankommen und die Lage sondieren. Wir schauen
und fühlen nach, was eigentlich los ist. Von dort aus ist auch
durchaus ein Wechsel in den *Ressource-Status* möglich, in-

dem man sich eine schöne, vergangene Situation oder eine künftige, geplante Unternehmung, auf die man sich freut, in den Sinn ruft, den Besuch bei einer geliebten Person oder einen Urlaub zum Beispiel. Vielleicht hat man einen Lieblingsduft, ein Lieblingslied, ein Foto, das einen wieder aufrichtet.

Um vom *Stuck-Status* in den *Separator-Status* zu kommen, hilft es, die momentane Situation als Lernthema zu akzeptieren.
Dann kann man versuchen, sich die momentane schwierige Lage einmal bewusst zu machen, ohne zu werten, und sich die dazugehörenden inneren Dialoge zu Hause noch einmal wiederholend aufzusagen. Lauscht man nun der eigenen Stimme, wird man merken, dass sie bedrückt und deprimiert klingt. Nun wäre es gut, sich an seine positive Vorstellung zu erinnern und dementsprechend seine Stimme umzufärben und anzuheben.

Der visuelle Typ macht dasselbe mit Formen und Farben.
Der kinästhetische Typ arbeitet mit Gefühlen und Empfindungen.

Einschleifen und gängig machen, um aus tiefen Krisen herauszukommen, kann man dieses Werkzeug zur Bewältigung blockierender Stimmungstiefs, indem man möglichst oft vom *Separator-Status* in den *Ressource-Status* und zurück wechselt.

Übung zum Status-Wechsel

Sie fühlen sich vielleicht deprimiert, und haben das Gefühl, nicht aus diesem Zustand herauszukommen. Sie haben bereits durch den Test: *Welcher Wahrnehmungstyp bin ich?* (S. 122) festgestellt, wo Ihre Stärken liegen.

> *Zuerst einmal stellen Sie sich aber nun bitte eine Situation vor, die in der Vergangenheit sehr schön für Sie war oder auf die Sie sich in der Zukunft sehr freuen. Sie werden auf Ihrer spezifischen Wahrnehmungsebene besonders schöne Eindrücke bekommen. Halten Sie diese fest, merken Sie sie sich oder schreiben Sie sie am besten auf.*

Die vorgeschlagenen Begriffe sind nur Hilfen, keine Vorgaben!

Erinnerung: zum Beispiel ein Urlaub am Gardasee, …

Visuell: Die schöne Landschaft, das tiefblaue Wasser, das besondere Licht, intensive Farben …

....

....

....

164

Auditiv: Das Plätschern der Wellen, das Knacksen des Holzes am Lagerfeuer, das Zischen der Fische und Würste auf dem Grill, fröhliche Stimmen ...

....

....

....

Kinästhetisch: Die Wellen am Körper, der Sand und die Steinchen auf der Haut, die Kraft der Muskeln beim Rudern und Wandern ...

....

....

....

Olfaktorisch/Gustatorisch: Der Geruch und Geschmack des Gegrillten, der besondere Geruch der Luft am Wasser, der Duft der frischen Zitrusfrüchte ...

....

....

....

Nun gehen Sie in den *Separator-Status*, und machen sich klar, in welcher Situation Sie sich in der Gegenwart befinden und wie sich das anfühlt, wie das aussieht, riecht und klingt. Färben Sie nun diese Wahrnehmungen mit den soeben gemachten positiven Wahrnehmungen von eben ein.

Sie wissen schon, trübe Farben kann man mit lebendigen aufhellen, traurige Töne und Klänge durch fröhliche ersetzen. Und so kommen Sie, je nach Ihrer eigenen Art, schnell oder allmählich in dem *Ressource-Status*, also einem schöpferischen Energiestatus, an. Wenn Sie das geschafft haben, können Sie ein paarmal hin und her springen, zwischen dem *Separator-Status*, also dem Abchecken, was gerade ist, und dem begehrten *Ressource-Status*. Dadurch wird das Ergebnis stabilisiert!

Moment of Excellence – MOE[*]

Wer kennt ihn nicht, wer will ihn nicht so oft als irgend möglich erleben? Den Moment des Einsseins mit sich selbst und der ganzen Welt, den Moment eines plötzlichen, unmittelbaren Verständnisses des gesamten Gefüges. Vorsicht bitte: Dieser *Moment of Excellence* kann auch süchtig machen, ausbrennen, wenn er zu oft aufgesucht wird. Schon der *Ressource-Status* ist ein begehrter Zustand, um kreativ sein zu können und seine Fähigkeiten auszuschöpfen. Der MOE allerdings ist ein echtes Juwel, wenn man die Gefühle, die mit ihm verbunden sind, beim *Ankern* anwendet – eine Methode, die ich im weiteren Verlauf dieses Buches beschreibe. Mit ihr kann man diese Gefühle gezielt einsetzen, um unangenehme Anker aufzulösen oder zu entstören.

---

[*] Vgl. zu dieser Thematik Weiß, Josef: *Selbstcoaching. Persönliche Power und Kompetenz gewinnen*, Paderborn: Junfermann Management, 2001, S. 59–62.

Übungen zum Moment of Excellence

1. Erinnern Sie sich an drei Situationen, in denen alles optimal lief! Suchen Sie sich die schönste aus und gehen Sie hinein. Nehmen Sie alles wahr, das Licht, die Sonne auf der Haut, den Duft des Meerwassers, den Geschmack der Feige, den Duft der Orange ...

2. Nun wechseln Sie in den *Separator-Status*: Augen öffnen, ins Hier und Jetzt steigen, indem Sie den Boden, auf dem Sie stehen, die Unterlage, auf der Sie liegen, fühlen, die momentanen Geräusche hören und ganz in der Gegenwart sind.

3. Dann schalten Sie wieder um zum *Moment of Excellence*, indem Sie daran denken, was Sie eben wahrgenommen haben. Dabei können Sie beobachten, über welche Reize Sie am besten hineinkommen: visuell, auditiv, kinästhetisch oder olfaktorisch.

4. Dann wechseln Sie schnell wieder zurück zum *Separator-*, dann zum *Excellence-* und wieder *Separator-Status*. Sie sollten etwa fünf Mal wechseln, und zwar so schnell wie möglich.

Vielleicht gibt es die Möglichkeit, eine Bewegung, eine Haltung zu finden oder sich ein Geräusch, eine Farbe, eine Form zu merken, die optimal in den gewünschten Status führt.

Möglich ist es auch, einen *Moment of Excellence* in eine Situation in der Zukunft zu schicken. Doch darüber später mehr!

Jetzt haben wir ein Stück weit erfahren, wie wir unsere alten negativen Erfahrungen und Erlebnisse regelrecht umfärben, umgestalten können und aus Stimmungen, in denen wir feststecken, einen Ausweg finden können. Doch das soll nicht heißen, dass nicht jede Stimmung ihre Berechtigung hat. Wenn wir uns aus jedem Kuchen nur die Rosinen picken wollen, werden wir bald Bauchweh bekommen. Alles hat seine Zeit, Traurigkeit genauso wie Freude, und wir sollten nicht jede Verstimmung als etwas Unerwünschtes verstehen. Man kann auch einmal loslassen und sich sagen: Na gut, ich bin eben heute etwas nachdenklich und rückzugsbedürftig. Es ist sehr wichtig, dies auch als Teil von sich selbst zu verstehen und nicht als Störung. Wir sind keine Gute-Laune-Roboter, wir sind auch keine Maschinen, die ständig funktionieren müssen. Wissen Sie, wie schön es ist, wie bewegend, unter Tränen plötzlich zu lächeln, weil Ihnen bei aller Traurigkeit ge-

rade etwas Positives begegnet ist? Das wird Ihnen nicht passieren, wenn Sie stets und allzeit funktionieren, „gut drauf" sind und Zweckoptimismus ausstrahlen. Also geben Sie all Ihren menschlichen Seiten die Möglichkeit, sich gesund auszudrücken. Ein authentisch gelebter Wutanfall kann so erlösend wirken und wir sehen danach einen ausgeglichenen Menschen in uns selbst.

Diese Tipps stellen hilfreiche Techniken dar, wenn man auf die Schnelle aus einer deprimierenden Stimmung heraus will, vor einer Prüfung steht, wenn man beruflich „funktionieren" muss oder wenn man wirklich einfach einmal feststeckt und sich selbst helfen muss.

Diese Techniken helfen auch, Blockaden aufzulösen und um sich selbst zu motivieren. Sie sind jedoch **auf keinen Fall** dafür gedacht, bei psychischen und physischen Störungen, sich selbst und andere zu behandeln. Dazu sind Arzt und Psychotherapeut die richtigen Ansprechpartner.

Ankern[*]

wir können nicht nicht *ankern!*

Jedes Geschehnis, jedes Ereignis hinterlässt einen Abdruck in uns. Im Guten wie im Schlechten. Ein bestimmtes Lied, das wir hörten, während wir etwas Besonderes erlebten, ruft später immer wieder die damit in Verbindung gebrachten Empfindungen auf. Wird einem Kind auf die Finger gehauen, wenn es sich einen Keks holt, wird es bei jedem weiteren Keks an diesen Klaps denken und ihn vielleicht auch spüren. Dieser Abdruck wird im NLP als *Anker* bezeichnet. Nur wird es dort bewusst, gezielt und mit einer positiven Absicht gemacht.

Im NLP bedeutet *Anker setzen*, sich in den *Moment of Excellence* zu versetzen und dabei auf eine vorher bestimmte Körperstelle zu drücken. Oder man macht dabei eine bestimmte unauffällige Geste oder Bewegung. So werden die beiden Ereignisse miteinander verbunden, verknüpft und die Berührung wird zum Auslöser für den *Moment of Excellence*.

---

[*] Vgl. zu dieser Thematik Weiß, Josef: *Selbstcoaching. Persönliche Power und Kompetenz gewinnen*, Paderborn: Junfermann Management, 2001, S. 75–97.

Anleitung zum Setzen von Ankern

1. Suchen Sie eine ankerfreie neutrale Stelle. Sie müssen sicher sein, dass die Berührung dieser Stelle keine Reaktion in Ihnen hervorruft. Falls doch, ist dort schon ein Anker gesetzt und die Stelle ist für einen neuen Anker nicht zu gebrauchen! Wenn die gewählte Stelle also frei ist, legen Sie leicht einen Finger auf.

2. Konzentrieren Sie sich auf Ihren persönlichen Moment of Excellence *und benutzen Sie dabei all Ihre Wahrnehmungsebenen: riechen-hören-sehen-fühlen.*

3. Verstärken Sie den Fingerdruck, solange der Zustand stark ist, sobald er nachlässt, lassen Sie bitte los!

4. Sobald die Empfindung abgeklungen ist, kommen Sie zurück!

5. Warten Sie nun eine Weile, am besten ein paar Stunden, denn die Stelle ist ja nun gereizt.

6. Dann testen Sie: Was passiert nun bei Druck auf die programmierte Stelle? Erscheint der Moment of Excellence?

Wenn nicht, wiederholen Sie die Übung, evtl. mit einem neuen Punkt an einer anderen Stelle.

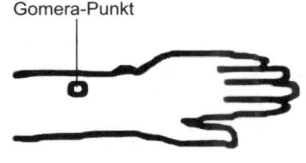
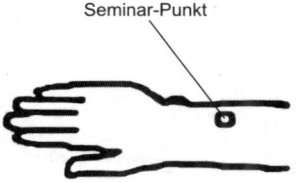

Gomera-Punkt

Seminar-Punkt

Es ist wichtig, Punkte zu wählen, die ohne großen Aufwand und unauffällig aktiviert werden können.

Ankern: Ich habe zwei *Ressource-Points* oder gar *Moments of Excellence* geankert (siehe Abb.).

Der eine steht im Zusammenhang mit den während einer besonderen Reise nach La Gomera erlebten Gefühlen, die ich in meinem Buch *Wenn du zu viel fühlst* beschrieben habe. Ich habe diese Gefühle wieder aufleben lassen, sie gesammelt und komprimiert und dabei besagten Punkt ganz fest gehalten.

Dasselbe habe ich am rechten Unterarm mit den Gefühlen gemacht, die für mich mit einem besonders schönen Seminar verbunden sind, an dem ich einmal teilgenommen habe.

Die Qualitäten sind:

Gomera – Glücksgefühle und ein Push, als der Rochen auftaucht. Orangenduft!

Seminar – Tiefe Entspannung, Glück, pure Freude!

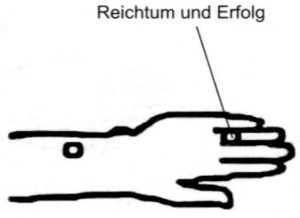

Reichtum und Erfolg

Dann habe ich unterhalb meines Karneolrings, den ich manchmal an der linken Hand trage, noch einen *Reichtums- und Erfolgspunkt* (siehe Abb.) – meine Arbeit und was daraus entsteht: Freude, Glücksgefühle!

Die Punkte haben verschiedene Eigenschaften und repräsentieren unterschiedliche Stimmungen und sind daher unterschiedlich einzusetzen.

Dies war nun die Beschreibung, wie Sie kinästhetische Anker setzen können. Wie Sie schon wissen, gibt es ja auch noch die auditiven, visuellen, olfaktorischen und gustatorischen Ebenen.

Wenn Sie einen **visuellen Anker** *setzen wollen, denken Sie wieder an ein besonders positives Erlebnis und nehmen ein Bild heraus, das Sie sich vorstellen,*

174

oder Sie sehen eine bestimmte Farbe, eine bestimmte
Form. Sie können auch die Augen in dem Moment
in eine bestimmte Richtung drehen, rechts, links,
oben, unten. Am besten, Sie schreiben es sich auf!

Bild: ....

Farbe: ....

Form: ....

Wollen Sie vielleicht lieber einen auditiven Anker
setzen? Dann stellen Sie sich in Verbindung mit Ih-
rem besonderen Erlebnis das Geräusch eines Finger-
schnipsens vor oder gar ein Klatschen, einen Pfiff
oder einen Ihnen angenehmen Ton, vielleicht sogar
die ersten paar Töne Ihres Lieblingsmusikstückes.
Bitte wieder aufschreiben:

Fingerschnipsen: ....

Klatschen: ....

Pfiff: ....
(Trillerpfeife, ein bestimmter Vogel, eigener Pfiff, etwas aus
der Erinnerung)

Vielleicht wollen Sie aber einen **Duft** *oder* **Geschmack** als **Anker** *setzen, der Ihnen prägnant erscheint: Lassen Sie ihn in Verbindung mit Ihrem* **Moment of Excellence** *erscheinen. Bitte notieren!*

Parfüm: ....

natürlicher Blumenduft: ....

Lieblingsessen: ....

besonders markant schmeckende Frucht: ....

Sie können auch eine kleine unauffällige Geste einsetzen, sich eine Strähne aus dem Gesicht wischen, sich eine imaginäre Fluse vom Ärmel zupfen, kurz und leise mit dem Fingernagel schnipsen. Bitte wieder notieren:

Geste: ....

Sie wissen jetzt, wie man positive Anker setzt, um eine erwünschte Stimmung zu aktivieren.

Nun werden Sie sicher fragen:

Doch wie beseitigt man negative Anker?

Wenn man durch den Anblick von irgendetwas, irgendjemandem in den *Stuck-Status* gerät, wenn man plötzlich ein Musikstück hört, das einen deprimiert, weil eine traurige Erinnerung damit verbunden ist, wenn Sie einen Geruch wahrnehmen, der sich für Sie mit einem unangenehmen Erlebnis verbindet …

Eine Möglichkeit könnte sein, positive Anker freizusetzen!

Und wie kann man unerwünschte Programme löschen?
Sie erfahren es im folgenden Kapitel

Change History –
unerwünschte Programme löschen

Gesetzt den Fall, ein Hund bellt ein Kind an und das Kind erschrickt so stark, dass es noch als Erwachsener Angst vor bellenden Hunden hat. Also ist jeder bellende Hund ein negativer Anker zu diesem Schreckerlebnis.

Anleitung:

1. Gehen Sie in eine schöne, motivierende Erinnerung: Was können Sie sehen, fühlen, hören, riechen?

....

2. Verbinden Sie diese Erinnerung mit einem Ankerpunkt am Körper (fest drücken)!

Wo haben Sie geankert?

....

3. Gehen Sie nun in den *Separator-Status* – im „Hier und Jetzt" sein mit allen Sinnen!

4. Berühren Sie den eben gesetzten Ressource-Ankerpunkt und kommen Sie in den *Ressource-Status.*

5. Gehen Sie dann zurück in den *Separator-Status*, ins „Hier und Jetzt".

6. Erinnern Sie sich an die Problem-Situation und ankern Sie diese durch Fingerdruck in der Nähe von Anker 1!

Wo haben Sie geankert?

....

7. Gehen Sie wieder in den *Separator-Status*!

8. Nun aktivieren Sie den Ressource-Anker mit einem Fingerdruck, halten ihn und drücken mit einem danebenliegenden Finger den Problemanker! Halten Sie beide Punkte nun eine Weile fest gedrückt, solange Sie das Gefühl haben, dass es in Ordnung ist! Nun erst den Problem-Anker loslassen, dann den Ressourcen-Anker.

Bewusst muss man dabei nur die Punkte drücken, das Unbewusste erledigt den Rest.

Ich muss zugeben, das klingt alles ein wenig kompliziert.

Daher fasse ich noch einmal zusammen:

Einen positiven Anker setzen, prüfen, ob er sitzt, in den momentanen *(Separator-)Status* gehen, dann den negativen Punkt setzen, wieder in den *Separator-Status* gehen und dann beide Punkte aktivieren, den positiven etwas länger. Achten Sie darauf, die beiden Punkte dicht beieinander zu ankern, damit Sie diese mit den Fingern einer Hand erreichen können!

> *Bei Problemen in der Zukunft, einem Ereignis, das auf Sie zukommt und Ihnen Magenschmerzen bereitet, zum Beispiel einem Vorstellungsgespräch oder einer Prüfung, stimulieren Sie einen vorher gesetzten positiven Anker und denken dabei an das künftige Ereignis!*

Diese Methode des Umprogrammierens negativer Erfahrungen hat Ähnlichkeit mit unserem nächsten Thema, dem *Reframing*.

---

* Vgl. zu dieser Thematik Weiß, Josef: *Selbstcoaching. Persönliche Power und Kompetenz gewinnen*, Paderborn: Junfermann Management, 2001, S. 75–97.

Reframing

Auch *Reframing* ist ein Begriff aus dem NLP und bezeichnet den Vorgang der Umdeutung, mit der den Dingen ein neuer Rahmen gegeben wird und der Betroffene eine veränderte Perspektive einnimmt.

Als Beispiel möchte ich die Kurzfassung einer Geschichte aus meinem Buch *Wenn du zuviel fühlst* bringen:

Nicht gepasst

Ich brauche dringend einen Job, um Schulden zurückzuzahlen. Ich nehme eine Stelle an, die sicher nicht mein Traumberuf ist, aber die mir hilft, dieses Geld zu verdienen.

Ich habe vorher aufgrund meiner Hochsensibilität sehr zurückgezogen gelebt und dadurch verlernt, mit Menschen umzugehen.

Ich treffe bei der Arbeit auf Menschen, mit denen ich mich bereits sprachlich nicht gut verständigen kann, da sie nur englisch sprechen.

Es gibt interkulturelle Probleme ...

Ich werde gemobbt.

Ich gerate durch den Maschinenlärm an meine Belas-
tungsgrenzen.
Ich traue mir bestimmte Aufgaben, die ich aber auf-
fällig häufig erledigen muss, nicht zu.
Ich komme an meine psychischen und physischen
Grenzen.
Mir wird gekündigt, trotz korrekten Verhaltens. Be-
gründung: Es hat nicht gepasst!

Das Ende dieser Beschäftigung hat mich in eine Mischung aus Erleichterung und Verzweiflung gebracht. Ich hätte mich nun als armes Opfer fühlen können, auf den Arbeitgeber, bestimmte Kollegen schimpfen und mich furchtbar ungerecht behandelt fühlen können. Es war durchaus auch Angst und Verzweiflung in meinen Gefühlen, denn wie sollte es jetzt weitergehen? Aber zugleich war ich dankbar, dass mir die entscheidende Handlung – mich für die Kündigung zu entscheiden – im wahrsten Sinne des Wortes aus der Hand genommen worden war – eben mit der Begründung: „Es hat nicht gepasst!" Und das stimmte auch. Ich hatte Glück, ich hatte soeben die Schulden zurückgezahlt.
Zufall? Ich glaube nicht, und da fängt das *Reframing* schon an.

Es bedeutet für mich, zu hinterfragen:

Was sollte ich aus einer bestimmten Situation ler-
nen?
Warum ist gerade mir das passiert?
Was sollte es mir sagen?
Wofür war es gut?
Was habe ich daraus gelernt?

Ich werde nun die einzelnen Aussagen meiner Geschichte hinterfragen:

Ich treffe bei der Arbeit auf Menschen, mit denen ich mich bereits sprachlich nicht gut verständigen kann, denn sie sprechen nur englisch.
Wofür war das gut?
Ich hatte die wunderbare und zugleich kostenlose Möglichkeit, meine passiven Englischkenntnisse in aktive zu verwandeln. Meine Kreativität war gefordert, um mich verständlich zu machen, notfalls mit Händen und Füßen.

Es gibt interkulturelle Probleme …
Was hatte ich aus dieser Situation zu lernen?
Ich lernte, dass Menschen vor allem, was ihnen fremd ist, Angst haben und dass daraus Misstrauen entsteht. Daher musste ich mich ein gutes Stück weit aus meiner Verschlossenheit lösen und etwas von mir zeigen, um diese Ängste abzubauen.

Ich werde gemobbt.

Warum ist gerade mir das passiert?

Aus Angst und Unsicherheit hatte ich mich verschlossen. Das wirkte arrogant!

Wofür war es gut?

Es war auch gut, um mir zur zeigen, wie viel Angst ich davor hatte, nicht gemocht zu werden. Ich lernte, nicht so viel Wert darauf zu legen, von jedem Menschen geliebt zu werden.

Ich gerate durch den Maschinenlärm an meine Belastungsgrenzen.

Warum ist gerade mir das passiert?

Ich hatte die Erwartung: Der Lärm macht mich sicher fertig, und so kam es.

Was habe ich daraus gelernt?

Ich lernte, die Maschine zum Beispiel wie ein Auto zu sehen, das ja auch Geräusche macht. Und als man mir zeigte, wie man sie wartet und auseinandernimmt, pflegt und wieder zusammenbaut, nahm ich den Lärm nicht mehr als etwas wahr, das mich attackiert, sondern als etwas Dazugehöriges. Nun wusste ich, woher jedes Geräusch kam, und wann es sich richtig anhört und wann falsch, weil etwas nicht in Ordnung war. Der „Lärm" hatte nun eine Bedeutung gewonnen, die aber nun keine negative mehr war!

Ich traue mir bestimmte Aufgaben nicht zu, die ich aber auffällig häufig erledigen muss.

Warum ist mir gerade das passiert?

Ich musste, wie gesagt, besagte Aufgaben besonders häufig erledigen. Und dabei merkte ich, dass ich dazu auch durchaus in der Lage war! Das machte mich dann natürlich besonders stolz und nahm mir viel von meiner Angst!

Ich komme an meine psychischen und physischen Grenzen.

Was sollte mir das sagen?

Ich sollte darüber nachdenken, ob ich weiter in dieser Arbeitssituation bleiben wollte, oder ob ich eine Änderung herbeiführen, eine Entscheidung treffen sollte.

Mir wird gekündigt, trotz korrekten Verhaltens. Begründung: Es hat nicht gepasst!

Wofür war es gut?

Da ich nicht selbst in der Lage war, wurde mir die Entscheidung abgenommen!

Für den Arbeitgeber mag es bzw. ich nicht gepasst haben, aber für mich hat es auf jeden Fall gepasst. All diese Lernprozesse für mein Leben! Ich habe einiges an Tränen dort vergossen, aber ich hatte auch wunderschöne Momente mit Menschen, die anfingen, mir zu vertrauen, obwohl ich aufgrund meiner Hochsensibilität so anders war als sie. Verbunden haben uns in einer eigenen Weise eigentlich Misstrauen und Ängste. Wenn man diese lösen kann, erscheinen ganz neue wunderschöne Eigenschaften, sodass Vertrauen und Freundschaft entstehen können.

An obigem Beispiel kann man auch erkennen, wie uns *Reframing* helfen kann, aus alten Glaubensmustern, die uns nicht guttun, auszusteigen. Erfahrungsgemäß hilft uns das Leben dabei, es liefert Aufgaben, die bewältigt werden wollen. Und diese Herausforderungen wollen auch erkannt werden – als Hilfe, eigene Ängste zu überwinden.

Wenn ich immer wieder vermeide, eigene Entscheidungen zu treffen, dann wird eben für mich entschieden, ob ich das so nun wollte oder nicht. Wenn ich in einer Partnerschaft ein gravierendes Problem habe, beispielsweise mit Eifersucht, und ich lasse es zu, dass die Beziehung in die Brüche geht, auch weil ich dem Partner die Schuld gebe, werde ich mich immer wieder auf Beziehungen einlassen, in denen ich genau dasselbe Problem bekomme. Dann habe ich die Wahl: Hinterfrage ich das Problem und löse es auf – manchmal unter Zuhilfenahme eines Therapeuten –, oder gebe ich weiterhin dem anderen die alleinige Schuld und fliehe aus der Beziehung?

Natürlich geschieht unsere Reaktion auf unangenehme Situationen zunächst reflexartig. Wir sind sauer, schockiert, verärgert, traurig, deprimiert. Wir ziehen uns zurück, weinen, oder schimpfen …

Dies sind spontane Reaktionen, die wir gewohnt sind.

Ein Beispiel dafür:
Ich gehe gerne in die Stadt und stöbere in Buchläden, vor allem in Antiquariaten. Immer wieder fällt mir das eine oder andere Buch in die Hand, das mir gut gefällt. Manchmal ist mir der Preis nicht ganz so wichtig, aber es kann auch sein, dass es mir zu teuer erscheint. Dann gehe ich, obwohl ich weiß, dass mich dieses Buch nicht mehr loslassen wird.
Zu Hause angekommen, nehme ich mir vor, das Buch am nächsten Tag doch noch zu kaufen. Leider ist es wie so oft: Am nächsten Tag ist es nicht mehr da.
Dann kann ich mit mir schimpfen, mich ärgern – die beste Voraussetzung, mir weitere Unternehmungen für den heutigen Tag im Vorhinein zu verleiden. Ich kann meine beste Freundin anrufen und mich bei ihr ausjammern und ihr mit meiner Laune auch noch den Tag verderben. Ich kann sagen: Immer ich, immer passiert mir so etwas …
Aber ich kann auch sagen: „Okay, wenn das so ist, dann war es mir wohl doch nicht ganz so wichtig, dieses eine Buch zu haben. Wenn es dennoch wichtig für mich sein sollte, werde ich es sicher auch noch auf einem anderen Weg bekommen. So schlimm ist das jetzt nicht! Dadurch bleibt mir das Geld

für etwas anderes, vielleicht einen schönen Kakao auf dem Marktplatz in der ersten Frühlingssonne!"

Wir können nun mal nicht alles im Leben steuern und unter Kontrolle halten. Aber wir sind in der Lage, uns das Leben zu erleichtern, indem wir das eine oder andere Ereignis nicht negativ überbewerten. Unsere Reaktionen können wir selbst beeinflussen, auch wenn das ein wenig Übung braucht.

Wir dürfen und sollen lernen, wie weit unser Einfluss reicht. Manche Ereignisse sind eben nicht vorauszusehen und nicht zu kontrollieren. Machen wir doch das Beste daraus! So haben wir immerhin ein Stück weit noch die Wahl!

Allerdings sollten wir auch nicht in Versuchung geraten, den Bogen zu überspannen und uns nun alles, was uns widerfährt, schönzufärben. Auch hier gilt: Allzu viel ist ungesund! Wenn wir uns alles schönreden und zurechtbiegen, unterdrücken wir wichtige Gefühle, die unser Körper braucht, um sein hormonelles Gleichgewicht zu wahren.

Ein etwas absurdes Beispiel:

Eine Frau ist unterwegs zum Einkaufen. Plötzlich rennt eine Gruppe Jugendlicher vorbei und einer tritt ihr im Vorbeirennen ans Schienbein.

Jetzt kann sie sicher zu Recht wütend und empört sein! Unangebracht oder gar absurd in diesem Falle wäre es, sich zu fragen: Warum gerade ich? Oder: Was sollte mir das sagen? Die Reaktion sollte sich immer in Relation zum Ereignis bewegen. Das Beispiel mit dem entgangenen Buch ist sicher nicht so aufwühlend wie eine Kündigung in dem oben beschriebenen Beispiel.

Eine möglicherweise anstehende Kündigung ist eine schwere Belastung, ganz besonders für einen hochsensiblen Menschen, der jegliche Emotion sowieso noch viel intensiver erlebt als manch anderer Sensible. Die Gedanken jagen sich im Kopf, auch Fragen, die eigentlich konstruktiv gestellt werden könnten, werden zu Selbstanklagen und verstärken den Druck noch:

Warum gerade ich? Ich weiß ja, dass die mich nicht mögen.

Sie können sich natürlich mit weiteren solchen Fragen quälen, doch damit ist Ihnen nicht geholfen! Sicher wäre es besser, sich zu Hause eine ruhige Ecke zu suchen und in aller Ruhe nachzudenken:

Will ich denn diese Arbeit noch machen?

Ist sie noch tragbar für mich?

Was geschieht, wenn ich tatsächlich entlassen werde?

Ist es nicht vielleicht eine Chance für etwas Neues?

Was kann ich tun, um diese Arbeit für mich erträglicher zu gestalten und sie zu behalten?

Will ich das denn?

Diese Fragen können zu einer fundierten und vor allem selbstverantwortlichen Entscheidung führen, nach der man in Ruhe abwarten kann, ob es tatsächlich zu dieser Kündigung kommt oder nicht. Oder man nimmt die Sache im Idealfall selbst in die Hand und sucht sich eine passendere Arbeit.

Reframing kann uns auch helfen, extrem störende Situationen in einem anderen Licht zu sehen.

Es mögen teils ganz unbedeutende, alltäglich erscheinende Situationen sein, aber darauf kommt es nicht an. So gehe ich beispielsweise höchst ungern einkaufen. Ich kann mich darüber aufregen, kann mir einreden, dass ich diese notwendige Tätigkeit hasse, und es bleibt wieder einmal an mir hängen …

Ich kann aber auch sagen: Okay, es ist wieder so weit, ich muss einkaufen gehen, aber dann können wir auch wieder aus dem Vollen schöpfen und wunderbar leckere Sachen kochen.

Reframing kann auch helfen, sich selbst und andere weniger kritisch, dafür verständnisvoller zu sehen.

Ich kann mich darüber aufregen, dass ich kaum länger als eine halbe Stunde ohne kleine Ablenkung oder Pause am Computer sitzen und mich konzentrieren kann.

Ich kann es aber auch als Flexibilität und geistige Beweglichkeit sehen. Wenn ich zwischendurch den Müll rausbringe, mit der Hofkatze ein Schwätzchen halte oder einen Kaffee koche, habe ich die Gelegenheit, Anregungen für weitere kreative Ideen zu sammeln.

Kleine Hilfen zur Selbstmotivation

Manchmal hat man eine absolute Meinung von sich und seinen Fähigkeiten. Sie denken zum Beispiel von sich:
Ich würde so gerne mit meiner Freundin joggen gehen, habe aber keine Ausdauer.
Wenn Sie das weiter denken, dann werden Sie tatsächlich nie mit der Freundin joggen!
Ich verrate Ihnen jetzt einen Zaubertrick! Das kleine Wörtchen „noch". Probieren Sie mal!
Ich würde so gerne mit meiner Freundin joggen gehen, hab aber noch *keine Ausdauer.*
Dieser Satz hat doch schon ein ganz anderes Potenzial, stimmts?
Wenn man eine junge Mama fragt: „Kann dein Sohn schon krabbeln?" wird sie ja wahrscheinlich auch eher „*Noch* nicht" sagen und damit „Aber bald!" meinen.

„Wer weiß, wozu es gut ist!"

Dieser kleine Satz ist Ihnen sicher schon des Öfteren zu Ohren gekommen. Nicht alles, was im ersten Moment unangenehm erscheint, ist es am Ende auch! Ich bin sicher nicht die Erste, der Folgendes passiert ist:

Ich will eilig das Haus verlassen. Da klingelt es und ich muss an die Tür, um ein Päckchen entgegenzunehmen. Es ist ein ersehntes Buch und natürlich bin ich nicht davon abzuhalten, es auszupacken und „mal eben schnell" hineinzuschauen. Plötzlich klingelt das Telefon. Eigentlich bin ich doch gar nicht mehr da, gehe aber trotzdem ran. Und dann ist es wunderbarerweise jemand, über den ich mich ganz besonders freue. Also, wenn es nicht an der Tür geklingelt hätte …

„Wer weiß, wozu es gut ist!"

Und das passiert – im Großen wie im Kleinen – so oft im Laufe eines Tages in den unterschiedlichsten Zusammenhängen, dass man doch mit der Zeit, wenn man sich das bewusst machen kann, einfach mehr Vertrauen zum Leben aufbauen kann, loszulassen lernt und auch damit wieder den Übererregungspegel kleiner halten kann. Dazu zählt auch das kleine Lächeln, wenn mal wieder alles ganz anders gelaufen ist. Am Ende erweist es sich dann doch als ganz positiv, oder nicht? Ist das nicht ein kleines Lächeln *wert?*

Versuchen Sie doch mal, gerade wenn es Ihnen nicht so toll geht, Ihre Körperhaltung bewusst zu beeinflussen. *Kopf hoch* und *sich gerade aufrichten*, das wirkt manchmal Wunder!

Wie setze ich Reframing-Fragen ein?

Und nun erstelle ich hier noch ein paar Übungen, denn ich weiß aus Erfahrung, wie leicht man beim Lesen glaubt, alles erfasst zu haben, und doch bleibt es zunächst Theorie. Wenn man sich hingegen auf Übungen einlässt, lässt man sich bereits auf Veränderung ein!

Stellen Sie sich eine Situation vor, die Sie zuerst einmal als unschön erleben. Das kann vom geschlossenen Bäckerladen gehen, bei dem Sie gerade eben noch schnell Brot fürs Abendessen kaufen wollten, bis zu dem Erlebnis, dass Sie eine längere Fahrt zu einem Seminar antreten wollten, auf das Sie sich freuten, und plötzlich streikt das Auto.
Schreiben Sie hier bitte die Situation auf, Ihrer Fantasie sind keine Grenzen gesetzt:

....

....

....

....

....

....

....

....

....

Nun die Emotionen: Was empfinden Sie im ersten Moment?

....

....

Und jetzt versuchen Sie, mithilfe der schon bekannten Reframing-Fragen die Situation zu bearbeiten!
Könnte das, was soeben passiert, für mich in diesem Moment genau das Richtige sein? Inwiefern?

....

....

oder:
Welche Chance könnte diese Situation mir bieten?

....

....

oder:
Was könnte ich daraus lernen?

....

....

oder:
Welche Erkenntnis steckt für mich hinter diesem Ereignis?

....

....

oder:

Wie könnte ich die Situation noch verstehen?

....

....

Und nun das Resultat:

Was macht es mit Ihnen, wie fühlen Sie sich, wenn Sie ein solches unliebsam erscheinendes Erlebnis auf die geschilderte Art bearbeiten?

....

....

Ich weiß, es klingt ein wenig seltsam, wenn man auf diese Weise etwa in einer drohenden Kündigung, die vor allem Existenzängste auslöst, einen positiven Aspekt sehen soll. Das ist eine völlig normale Reaktion, aber diese Technik soll helfen zu erkennen, dass hinter allem mehr als nur *eine* Bedeutung und mehr als nur *eine* Möglichkeit steckt.

Es ist auch – zumindest im ersten Moment – schwer nachzuvollziehen, dass eine Trennung auch Freiheit bringt. Und manchmal die Erkenntnis, dass der eine oder die andere oder beide in der Beziehung abhängig waren. Das Leben sendet in solchen Fällen viele Hinweise. Manchmal ist man nicht bereit, sich diese Hinweise anzusehen, sie als wohlgemeinten Wink zu sehen und in Selbstverantwortung zu agieren. Und eines Tages steht man vor der verschlossenen Lieblingsbäckerei und ist genötigt, zur benachbarten Konkurrenz zu gehen. Und dort entdeckt man die besten Zitronensahneröllchen der Welt!

Und man weiß, wofür es gut war!

Nun möchte ich Sie anregen, eigene Reframing-Sätze zu entwickeln. Sie brauchen sich nicht auf die obenstehenden zu beschränken, lassen Sie Ihrer Fantasie und Ihrer Erlebnisfähigkeit freien Lauf. Und vergessen Sie Ihre Gefühle nicht. Beides in einer ausgewogenen Mischung, zunächst ein bisschen Zorn und dann die befreiende Einsicht – das ist ein tolles erfolgversprechendes Rezept!

Nun haben Sie eine kurze Zusammenfassung einiger Elemente des Selbstcoachings mit NLP, um mit Situationen zurechtzukommen, in denen Sie feststecken, um die vernachlässigten Fähigkeiten der Kommunikation zu trainieren, um Ihre Ziele verstärkt in die Welt zu bringen und um an Situationen zu arbeiten, die Ihnen in der Zukunft ein wenig Bauchschmerzen bereiten könnten, wie anstehende Prüfungssituationen oder Vorstellungsgespräche. Sie konnten auch sehen, wie man Situationen aus der Vergangenheit ein wenig entschärfen und auch damit wieder ein Stück an der Senkung eines even-

tuell permanent vorhandenen Reizpegels arbeiten kann. Und das ist überaus wichtig, denn:
Entsteht emotionaler Stress aufgrund von negativen Assoziationen, kann sich die Verbindung zwischen den beiden Hirnhälften abschalten. Menschen erleben dies als Leistungsstörung.

Ich, selbst Hochsensible, denke oft darüber nach, warum man bei einer Überreizung nicht mehr richtig denken kann, vergesslich wird und von den einfachsten Dingen überfordert ist. Ich glaube, das liegt an der *Vernetzung* der Nervenstränge, der Neuronen im Gehirn. Das Gehirn eines Hochsensiblen ist meiner Ansicht nach – aus welchen Gründen auch immer – sehr viel stärker vernetzt als das Gehirn eines nicht Hochsensiblen. Das erscheint klar zu sein, denn es treffen, gerade, wenn man schon überreizt ist, so viele Informationen ein, die natürlich auch gleich verarbeitet, sprich verschaltet werden. Daraus folgt: Viele Informationen – viele Verschaltungen.

Das kann man vielleicht ganz gut an folgendem Beispiel verstehen:
Ich treffe eine alte Bekannte. Wir haben es beide eilig, würden uns aber gerne unterhalten. Also schlägt sie vor, dass wir uns treffen. Nun wäre es ganz *einfach*, kurz zu überlegen und zu sagen, „Hör mal, ich bin nächsten Dienstag um 10 Uhr in der Stadt, da könnten wir uns um 11 Uhr treffen".

Ich überziehe mal ein wenig, aber das kann dann so aussehen: Ja eigentlich bin ich ja am Dienstag in der Stadt, aber
möglicherweise kommt da was dazwischen, weil mein Mann
Urlaub hat und eigentlich wollten wir mal zusammen einkaufen, vielleicht hat er nur an diesem Tag Zeit. Außerdem
muss ich noch zu diesem und jenem und habe noch keine
festen Termine dafür, vielleicht können die nur zu der Zeit,
die wir vereinbart hatten, und vor allem, wenn ich schon so
viel erledigt habe, bin ich dann einfach ruhebedürftig und
will nach Hause.

Also wird es höllisch *kompliziert*, etwas mit mir auszumachen. Das geht dann nur, wenn jemand völlig locker und
unkompliziert ist und sagt, ruf einfach an, dann sehen wir
schon.

Wenn ich dann Lust habe und mich fit fühle, ruf ich umge-
hend an und es findet sich ein Termin oder eben nicht!

Diese beiden Möglichkeiten habe ich nun auf folgendem Bild dargestellt: Links die einfache Lösung und rechts die komplizierte. Zuviel Information ergibt Verwirrung.

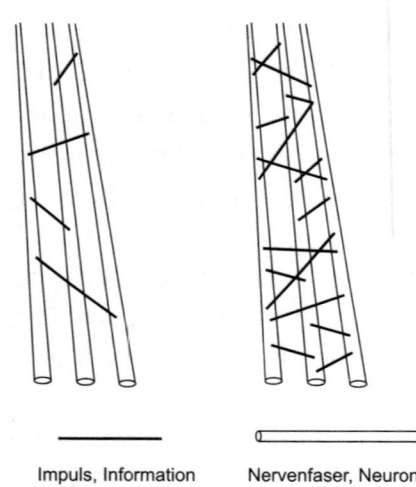

Impuls, Information   Nervenfaser, Neuron

Fäden knüpfen, Fäden kappen –
der Umgang mit alten Erinnerungen

Ein persönliches Erlebnis

Vor kurzem war ich in meiner Heimatstadt unterwegs. Ich musste zum Rathaus, um eine Geburtsurkunde abzuholen.

Ich war nicht gerne dort, alles war zu überladen mit Vergangenheit. In jeder Ecke stieß ich auf Erinnerungen, vorwiegend keine schönen.

Auch diesmal wieder – ich war sowieso schon etwas verwirrt, weil ich gerade einen Trauerfall zu verkraften hatte – hatte ich einige Aussetzer. Unter anderem verfuhr ich mich, weil ich an einer Stelle falsch abgebogen war.

Dann kam ich mit dem Auto durch eine Straße, in der damals eine Schulkameradin von mir gewohnt hatte. Ich weiß noch, sie war sehr hübsch und sehr beliebt. Typ Klassensprecherin. Das Viertel, in dem ich nun war, hatte ich viele hundert Male auf dem Weg zur Schule abgelaufen, und es war auch noch recht unverändert. Also nichts wie weg hier! Ich musste noch ein wenig herumkurven, aber glücklicherweise fand ich dann wenigstens einen Parkplatz, noch dazu gebührenfrei, im Randbezirk der Stadt. Und da ging es dann erst richtig los: Ich sah die Spuren, die ich lange Zeit meines Lebens dort gezogen hatte. Auch die meines Vaters sah ich – er war soeben gestorben und tief in meinem Unterbewusstsein verankert. An diesem Tag begleitete er mich besonders intensiv. Ich versuchte, die ganzen Eindrücke ein wenig abzuschütteln. Die Straße führte auf den Berg, auf dem ich mit meiner Familie eine Zeit lang gewohnt hatte. Auch da überkam mich Melancholie.

Weiter, weiter! Es kam mir vor, als hätte ich die am dichtesten mit Erinnerungen besetzte Strecke der ganzen Stadt gewählt. Zufall? Alles atmete Erlebnisse aus der Vergangenheit. Die griechische Taverne, an der ich vorbeilief, der kalte Essens- und Rauchgeruch, der herausdrang, erinnerte mich sofort an ein Familienessen, bei dem mir – mal wieder – vor Überreizung schlecht geworden war. Und ich hörte einzelne Kommentare von damals wieder, die mich wie so oft unter Druck gesetzt hatten – mich doch zusammenzureißen.

Weiter, weiter!

Nun war ich in der Altstadt angelangt und erklomm den steilen Berg, auf dem das Rathaus, das Ziel meines Besuchs, stand. Ich suchte – wo war es denn? – das alte windschiefe Fachwerk-Häuschen mit den Stufen, auf denen ich als Fünfjährige mit dem Nachbarskind gesessen hatte und von meiner Mutter fotografiert worden war. Plötzlich spürte ich, vor dem Haus stehend, die Atmosphäre des Treppenhauses, obwohl dieses verschlossen war. Es war, als machte mich mein jüngst verstorbener Vater im Unterbewusstsein sensibler für all diese Eindrücke.

Ich ging weiter. Da drüben war der Friseur meiner Mutter. Die hatten damals ein Lehrmädchen, das mich als kleines Kind sehr gemocht hatte. An den Wochenenden hatte sie mich mit zu ihren Eltern auf den Bauernhof genommen. Dort hatte ich herumstreunern und mit einem kleinen Hund namens „Biene" spielen können. Ich wusste es noch ganz genau, er war schwarz mit weißen Zeichen auf Stirn und Brust. Es hatte dort immer Braten mit viel Fett gegeben. Das hatte ich damals nicht gemocht. Und vom Autofahren dorthin und nach Hause war mir immer schlecht geworden. Und doch, ich hatte dort „Biene" gehabt …

Ich war schon fast an meinem Ziel, da entdeckte ich eine alte Sandsteintreppe mit Säulen. Warum überkam mich bei dem Anblick wieder ein bekanntes, aber beklommenes Gefühl? Ich müsste meine Mutter danach fragen.

Endlich da! Im Rathaus war mir auch alles sehr vertraut, bekannt. Ich holte mein Formular und dachte mir: So und jetzt den ganzen Weg zurück? Alles das in umgekehrter Reihenfolge? Ich könnte einen anderen Weg nehmen, aber auch da lauern sie, die Erinnerungen.

Als die erste wieder mit bunten Lichtfäden an mir andocken wollte, machte ich plötzlich unwillkürlich mit zwei Fingern eine Schere und schnitt die Fäden durch.

Das funktionierte! Ich fühlte mich tatsächlich erleichtert! Nicht nur das, ich war begeistert! Ich war nun dauernd am Schnippeln, aber so kam ich wirklich unbehelligt zurück zum Auto!

Ich verfuhr mich noch einmal fast, weil ich in Gedanken war und mein Auto den Nachhauseweg alleine kennt, ich aber noch nicht auf dem Heimweg war. Dann passierte noch ein kleiner Schnitzer, weil ich wieder mit den Gedanken woanders war. Aber insgesamt hat das Schnippeln geholfen und ich war den Rest des Tages energiegeladener als gewöhnlich in „meiner" Stadt unterwegs. Vielleicht kann ich demnächst neue positive Fäden knüpfen, falls das überhaupt nötig ist. Vielleicht reicht es aber auch, die alten, schlechten abgeschnitten zu haben.

Diese Idee, die so überraschend gut funktioniert, hat auch mit Visualisierung *zu tun. Gefühle manifestieren sich als leuchtende Fäden und meine Finger werden zur Schere. Ich habe über dieses Erlebnis mit Experten gesprochen, die mit ihren Klienten Visualisierungen üben und sie bestätigten mir, dass ich nicht die erste bin, die mit dieser Idee arbeitet. Das spricht für die Wirksamkeit morphogenetischer Informationsfelder, die ich also während dieser so stark emotionsgeladenen zwei Stunden angezapft hatte.*

Informationsfelder

Der Biologe Rupert Sheldrake hat uns die morphischen oder morphogenetischen Felder nähergebracht!* Nach seiner Hypothese liegen sie, ähnlich wie genetische Informationen, jeder Form und jedem Verhalten zugrunde. Ihre wie in Konstruktionsplänen festgehaltenen Informationen steuern die gesamte belebte wie unbelebte Welt. Und sie können über Raum und Zeit verändert werden! Je öfter eine Information gespeichert wird, je öfter eine Handlung vollzogen wird, desto schneller verbreitet sie sich um die Welt und taucht hier und da im Wissensfeld zum Beispiel der Menschen oder einer Tierart auf. Wenn eine Gruppe von Affen, die nicht mit anderen Affen auf der Welt in Verbindung steht, weil sie auf einer weit abgelegenen Insel lebt, durch Ausprobieren eine bestimmte Art und Weise entwickelt, eine Nuss zu öffnen, und diese Technik immer wieder so praktiziert und immer mehr Affen auf der Insel dies voneinander abschauen und praktizieren, so wird dadurch das morphogenetische Feld verändert und dieses spezielle Wissen bei der gleichen Affenart auf anderen Kontinenten und Inseln auftreten, ohne dass je Kontakt zwischen ihnen bestanden hätte. Das Informationsfeld wurde so lange genährt und aufgebaut, bis die „morphische

---

* Vgl. Sheldrake, Rupert: *Das schöpferische Universum. Die Theorie des morphogenetischen Feldes*, 3. Aufl., München: Goldmann, 1991.

Resonanz" stark genug war, um auch von anderen Affen der gleichen Art und an anderen Orten der Welt wahrgenommen zu werden!

> *Die* Visualisierung *ist eine gute Methode, meine Absichten, Pläne und Ziele zu stärken, sie quasi als Stempel in mein Unterbewusstsein, mein Bewusstsein und in die Welt einzuprägen. Ja, Sie lesen richtig: In die Welt einprägen!*
> *Und wenn man nun sein eigenes Visualisierungsfeld aufbaut, wird es von Mal zu Mal stärker. Und meine Absicht, mein Ziel wird gestärkt, in der Welt Fuß zu fassen, Gestalt anzunehmen und zu wachsen und Früchte zu tragen!*

Visualisierung einer Botschaft in Farbe:

„ … (Namen einsetzen) hat in allem, was sie tut und wirklich will, Erfolg."

Diese Botschaft als Tropfen mit einer Farbpipette ins Wasser getropft, breitet sich aus, bleibt intensiv in der Farbe, obwohl sie sich in alle Meere, alle Flüsse, alle Seen ausbreitet, sie steigt mit der Sonne zu den Wolken auf, die die Botschaft aufs Land regnen und allen mitteilen: „Wisst ihr schon, … hat in allem, was sie tut und will, Erfolg." Der Wind streift die Regenwolken und nimmt die Botschaft mit in die Wüste, wo er sie als Morgentau auf den Sand setzt. „Wisst ihr schon, … hat in allem, was sie tut und will, Erfolg." So erfährt es die ganze Welt!

Zielsetzung: Versuchen Sie alles, was Ihnen die Zukunft bringen soll, zu visualisieren: all Ihre Traumziele, was Ihr Leben, die Familie, Partnerschaft, den Beruf bzw. die Berufung usw. angeht!

Zeit – Vernetzung von Vergangenheit, Gegenwart und Zukunft

Wie sich durch Erlebnisse Verknüpfungen, Verkettungen und Verbindungen mit Gefühlen bilden, möchte ich anhand eines kleinen, poetisch anmutenden Ausflugs zeigen.

Verstrickt, verbunden, gefangen

Ich wandere wie im Traum ... Da steht das Fahrrad. Ich spüre noch heute, viele Jahre später, das Rollen der Reifen auf dem Asphalt, das innere Jauchzen. Ich trete in die Pedale, schnell, damit ich ja nicht umfalle, damit ich drin bleibe in diesem Glücksrausch von Bewegung. Wenn ich stehenbleibe, falle ich um. Jetzt spüre ich den Fahrtwind im Gesicht, an den von Kniestrümpfen nur halb bedeckten Beinen. Wer fängt mich auf, wenn ich langsamer werde, stehenbleibe, umkippe? Gestern-Heute-Fäden ziehen zu mir hin.

Ich habe mit dem Radfahren gelernt, mich selbst aufzufangen, nicht umzukippen beim Stehenbleiben. Ich kann es auch heute noch – *manchmal*!

Meine Reise führt mich weiter – durch einen sonnigen Park. Riesige schmiedeeiserne Tore. Führen sie hinein oder hinaus? Sie stehen offen, sind passierbar. *Meistens*!

Vorbei geht die Reise am Buchsbaum – dem Friedhofsgewächs – und an Efeu, dem ewigen, bitteren, grünen, zähen, unwandelbaren, beständigen Freund der Mauern und Grabsteine. Dort ist es so ruhig, niemand hat es mehr eilig, die Eile ist zur Ruhe gekommen – *endlich*!

Die Ranke, die im Vorübergehen nach mir greift, sich mir fast freundschaftlich liebevoll um die Schulter legt, sagt es: Carpe diem – *nutze den Tag*!

Der uralte Lebensbaum jenseits der Mauer, auch er bitter in Duft und Geschmack, Gift in sich bergend, hat doch eine so einladende wohltuende Festigkeit! Neben ihm die silberglitzernde Birke winkt mir frohgemut zu, als wolle sie mir Fröhlichkeit raten und sie sagt: *Liebe den Tag*!

Meine Reise führt mich weiter …

Da ist ein Gewölbe, die beiden von der Sonne erwärmten, weit offenstehenden Türflügel sind wie ausgebreitete Arme, die mich aufnehmen wollen. Die Kühle aber, die mir entgegenkommt, macht das Herz klamm! Schritt für Schritt gehe ich die Stufen nach unten, zugleich steigen Gefühle und Erinnerungen nach oben, von heißen Spätsommertagen und den Gerüchen eingelagerter Äpfel und Kartoffeln und dem Duft nach Most und Apfelwein. Die weißgebleichte Spinne in der Ecke ist umsponnen von dem Netz ihrer Brut, die sie aufgesaugt hat als Startproviant. Sie ist Vergangenheit für sich und Zukunft gewesen für die Nachkommenden.

Ich drehe mich um und steige wieder nach oben. Die Sonne,

das Vogelgezwitscher strömen mir entgegen und erzählen von einer hellen Zukunft.

Nach der Veröffentlichung meines ersten Buches Wenn du zu viel fühlst haben mich viele meiner Leser angeschrieben, manche auch angerufen. Viele konnten fürs erste schon mit meinen damaligen Ratschlägen arbeiten. In der Zwischenzeit bin ich nicht müßig geblieben und habe aktiv weitergesucht. Was kann mir und anderen Hochsensiblen guttun? Wo ist der eigentliche Kernpunkt? Mögliche Auslöser gibt es ja viele, wie ich glaube. Auch wenn Hochsensibilität angeboren ist, muss sie nicht sofort zu Tage treten, oft gibt es Auslöser dafür, die ich auch alle schon aufgezählt habe. Viele der Überlegungen, die mich nun bewegten, habe ich in diesem Buch dargestellt. Von vielen Menschen aus meinem Leben, zu denen nun auch meine Leser zählen, bekam ich Denkanstöße, die ich nun in diesem Buch weitergebe.

Ich hatte Gespräche und Austausch mit anderen Hochsensiblen, von denen viele bereits ihre Suche, einen langen Weg hinter sich haben. Eine meiner eigenen Erfahrungen möchte ich hier als Warnung weitergeben:

Selbsterfahrungsgruppen – Eine Warnung

Ich bin der Meinung, dass die Arbeit in Selbsterfahrungsgruppen, dazu zähle ich auch das systemische Aufstellen, für Leute mit einer labilen Psyche gefährlich sein kann.

Zu leicht kann es zum Beispiel bei systemischen Aufstellungen geschehen, dass die alles zusammenhaltende Maske vom Gesicht gerissen und man danach sozusagen im Regen stehen gelassen wird. Nachbetreuung wird nur in den seltensten Fällen angeboten. Einige Therapeuten bieten zwar an, dass man im Notfall anrufen könne, aber meist nur zu den von ihnen festgesetzten, sehr eingeschränkten Zeiten.
Besonders für Leute, die psychisch instabil sind, kann dies verheerende Folgen haben. Da werden alte, schwärende Wunden aufgerissen, Erkenntnisse, die sehr schwerwiegend sein können, in den Raum geworfen, und dann heißt es „Friss oder stirb" oder „Stirb und werde". Ohne vernünftige und verantwortungsvolle, vor allem kompetente Anleitung kann man mit diesen neuen Erkenntnissen nicht umgehen. Verdrängung ist ja auch eine Schutzfunktion des eigenen Ich und wenn wohlverdrängte schreckliche Ereignisse ans Tageslicht gezerrt werden, können sie einen labilen Menschen in die Verzweiflung treiben oder, wie auch schon geschehen, sogar in den Suizid.

Viele Therapeuten sichern sich selbst gegen solch unwägbare Folgen dadurch ab, dass sie den Klienten (Gruppenteilnehmer) eine Erklärung unterschreiben lassen, dass er für alles, was ihm während eines solchen Seminars widerfährt, selbst die Verantwortung übernimmt.

Aber aus eigener Erfahrung weiß ich, dass ein solcher Klient vorher gar nicht erwägen KANN, was da möglicherweise in Bewegung kommt und daher mit einer solchen Unterschrift nur eine Form erfüllt, die ihm weder nutzt noch ihn schützt.

Geschützt ist damit nur der Therapeut, nicht der Klient, um den es doch hauptsächlich gehen sollte.

Generell sollten an solchen Kursen und Seminaren nur Menschen teilnehmen, die eine gewisse psychische Stabilität aufweisen. **Da sie das in den seltensten Fällen selbstkritisch und wissend genug beurteilen können, sollten sie von dem betreffenden Therapeuten persönlich im Gespräch oder mit einem Informationsblatt darauf hingewiesen werden, vorher einen Arzt ihres Vertrauens zu befragen.**

Ich weiß auch, dass gerade psychisch instabile Menschen voller Hoffnung auf Besserung ihrer Nöte solche Seminare besuchen, aber man sollte in einem Vorgespräch, in dem ein guter Therapeut solche Probleme zumindest ansatzweise erkennt, auf die Gefahren hinweisen.

Ich möchte ausdrücklich darauf hinweisen, dass ich *nicht* gegen Selbsterfahrungsgruppen spreche, auch nicht gegen die systemische Aufstellungsarbeit. Ich weiß, dass diese Arbeit wertvolle Hilfe leisten kann, wenn sie in den Händen verantwortungsvoller Therapeuten liegt.

Mein Hauptanliegen ist, Menschen, die so sind wie ich, hochsensibel, besonders verletzlich, zeitweise besonders hilfsbedürftig, besonders zartbesaitet, **zu schützen und zu warnen und aufmerksam zu machen**, dass sie für sich selbst gut sorgen und **besonders aufmerksam prüfen, in wessen Hände** sie sich begeben!

„The Work" von Byron Katie[*]

Die eigenen leidbringenden Gedanken erkennen

Wenn mir als Hochsensibler ein belastendes Ereignis bevorsteht und ich schon vorher völlig überreizt bin, kann es nur noch danebengehen.

Also hinterfrage ich, warum ich bereits schon vor dem Ereignis überreizt bin. Ich frage vor allem, wovon ich überreizt bin.
Wenn ich alleine bin, merke ich nicht, dass schon etwas in mir brodelt, mich etwas stört. Sobald jemand mich anruft oder zu mir kommt, mich beansprucht, gerate ich sehr schnell an meine Grenzen. Etwas in mir hält das Gefäß gefüllt, das daher durch äußere Einflüsse schnell überlaufen kann.

---

[*] Zum Folgenden, insbesondere die Fragen betreffend, vgl. Moritz Boerner: *Byron Katies The Work: der einfache Weg zum befreiten Leben*, 9. Aufl., München: Goldmann, 1999.

Durch einen überaus glücklichen Zufall geriet ich an Byron Katies *The Work*. Obwohl ich davon bereits öfters gelesen und gehört hatte, war ich doch nie tiefer eingestiegen und sah Byron Katie, oberflächlich wertend, als einen weiteren „Guru" am Esoterikhimmel. Ich weiß nicht mehr, was mich diesmal neugierig gemacht hatte, vielleicht war einfach die Zeit reif. Ich las mich erst einmal quer durchs Internet, durch Foren und Homepages, die sich mit ihr und ihrer *Work* beschäftigten. Erst kamen Aha-Momente, dann das Bedürfnis, ein Buch über diese Arbeit zu lesen, dann plötzlich begann ich, eigene Überzeugungen, an denen ich lange Zeit festgehalten hatte, und die mir das Leben schwer gemacht, mich belastet und eingeschränkt haben, in einem anderen Licht zu sehen!

Ich hatte noch keine der Übungen gemacht, die im Folgenden beschrieben wurden, aber es ging mir gut! Und das konnte ich bisher recht selten von mir behaupten! Ich las und verstand, und alles war auf einmal glasklar! Ich fing an, meine alten Glaubenssätze zu bearbeiten, die mich in Hass (ja, ich muss es zugeben), Frustration, Intoleranz und Verbitterung gehalten hatten. Ich fing, wie gesagt, sehr zögerlich, sehr vorsichtig an, las vorher etliche Beispiele und konnte mich in ihnen oft wiederfinden.

So kam es, dass ich nun auch gleich im praktischen Leben von meinem neuen Wissen profitieren konnte. Eine meiner wenig geliebten Familienfeiern stand an, ungefähr dreißig

Gäste sollten teilnehmen. Bisher war ich bei solchen Gelegenheiten immer schon hochnervös angekommen, und dann hatte mich buchstäblich die Fliege an der Wand gestört. Ich hatte begonnen, gereizt zu be- und verurteilen, Probleme mit der Geräuschkulisse bekommen, weil zu viele Leute auf einmal gesprochen hatten... und, und, und. Diese Probleme hatte ich bei allen Feiern, aber bei Familienfeiern tauchen für mich zudem auch die Gespenster meiner recht schwierigen Kindheit wieder auf, und alte Erinnerungen erzeugten in mir Anspannung und Ablehnung.

Nun wurde mir in einem der Bücher über die Arbeit von Byron Katie plötzlich klar gemacht, dass jeder Mensch, der mir begegnet und in mir ein Gefühl auslöst, mich spiegelt. Das erscheint grausam – die Nachbarin, die mich aufregt, weil sie über Gott und die Welt herzieht, soll mein Spiegel sein? Soll mit mir etwas zu tun haben? Irgendwie wohl schon, denn warum rege ich mich sonst über sie auf? Wenn sie etwas tut, was mich nicht berührt, etwa täglich den Hof kehren, hat sie nichts mit mir zu tun.

Nun also konnte ich schon vor der Familienfeier ein paar alte Glaubenssätze bearbeiten, allein durch das Lesen der Beispiele, und siehe da: Ich konnte gelassener sein! Ich hatte keine (schlechten) Erwartungen mehr, ich konnte es auf mich zukommen lassen. Natürlich war ich kurz vorher trotzdem ein wenig nervös, mein neues Wissen war ja erst eine Woche alt. Und auch Wunder brauchen ihre Zeit. Kurz und gut: Die Feier war richtig nett. Ich saß da, war offen, wenn ich wollte, war ruhig, wenn es mir angebracht erschien. Mich ärgerte nichts mehr, mir war egal, was andere über mich dachten, denn das alles zählte nicht mehr. Natürlich hatte ich noch den einen oder anderen schwachen Moment, in dem mir schwindlig wurde, weil mir die Hintergrundmusik etwas zu laut war. Vielleicht hatte sich da doch noch der eine oder andere wertende Gedanke eingeschlichen und mich geschwächt. Aber das war gut aufzufangen und schnell überwunden.

Und nun möchte ich etwas genauer beschreiben, wie ich die Technik von Byron Katies *The Work* verstanden und für mich angewendet habe.

Die entscheidende erste Frage lautet:
Willst du die Wahrheit wirklich wissen?

Wenn ja, weiterlesen, wenn nein, vielleicht ein andermal?

Bevor man in die Tiefe geht und alte Traumata und Glaubensmuster betrachtet und in Angriff nimmt, ist es sinnvoll, erst einmal unmittelbare alltägliche Situationen zu betrachten und zu bearbeiten.

The Work liefert dazu vier Fragen:

1. *Ist es so?*
2. *Ist es wirklich so?*
3. *Wie fühlst du dich, wenn du diesen Gedanken denkst?*
4. *Was wärest du (wie ginge es dir), wenn du diesen Gedanken nicht denken würdest?*

Danach kommen die Umkehrungen, das heißt die Aussage wird quasi auf den Kopf gestellt, manchmal in mehreren Variationen, und dann hört der Fragende in sich hinein, was diese Umkehrung bewirkt, wie sie sich anfühlt. Manchmal ist sie (zu)treffender als die Grundaussage.

Ich werde hier ein Beispiel konstruieren:
Die Aussage ist: Mein Partner sollte mich verstehen!

1. Frage: Ist es so?
Ja, er versteht einfach nicht, was ich will und meine …

2. Frage: Ist es wirklich und immer so, kannst du das so genau wissen? Gibt es Beispiele?
Nachdenklich: Ja, manchmal habe ich wirklich das Gefühl, er versteht nicht, was ich fühle. Aber das ist nicht immer so, es gibt auch einige Situationen, da verstehen wir uns gut …

218

3. Frage: Wie fühlst du dich, wenn du diesen Gedanken denkst?

Ich bin traurig und deprimiert und auch wütend und denke, er könnte sich schon ein bisschen mehr anstrengen. Dann bin ich auch ungerecht und kann auch für andere Menschen, die Familie nicht so offen und liebevoll sein, wie ich es eigentlich gerne möchte.

4. Frage: Wie ginge es dir, wenn du den Gedanken nicht denken würdest?

Ich wäre freier, selbstsicherer, stärker und nicht so unglücklich. Ich würde mehr auf meine eigenen Gefühle und Impulse hören ...

Nun kommen die möglichen Umkehrungen:

Der Ausgangssatz war: Mein Partner sollte mich verstehen! Eine Umkehrungsmöglichkeit wäre: Ich sollte meinen Partner verstehen!

Was macht das mit mir? Das dreht im wahrsten Sinne des Wortes die Situation um. Was passiert in mir, wenn ich diesen Gedanken denke? Vielleicht Folgendes:

Hmm, daran habe ich noch nie gedacht. Das fühlt sich komisch an im Bauch. Stimmt, manchmal verstehe ich auch nicht, was daran gut sein sollte, vor dem Fernseher zu sitzen und Fußball zu sehen, oder wie man sich stundenlang am

Computer vergraben kann ... Man kann wohl nicht immer alles am anderen verstehen ...

Eine weitere Umkehrungsmöglichkeit wäre:
Mein Partner sollte mich nicht verstehen!

Was macht das mit mir? Das fühlt sich ja ganz komisch an! Wie soll ich das denn verstehen? Er soll mich nicht verstehen? Vielleicht sollte er wirklich nicht für alles Verständnis haben! Vielleicht wünsche ich mir manchmal, dass er das eine oder andere an mir kritisiert, hinterfragt!
Oder: Es sollte so sein, dass er mich nicht versteht. So musste ich die Situation noch einmal überdenken ...

Die nächste Umkehrungsmöglichkeit wäre:
Ich sollte mich verstehen!

Was macht das mit mir? Was geht nun in mir vor?
Vielleicht das:
Aha! Das ist ja ein ganz neuer Aspekt! Aber da ist was dran, ganz klar, auch wenn es mich jetzt erstmal erschreckt. Ja, das ist wirklich ein Schrecken, sich ertappt zu fühlen, als ob man sich selbst und anderen lange etwas vorgemacht hätte. Ich verstehe mich wirklich manchmal selbst nicht, wenn ich etwas tue, was ich eigentlich nicht will. Nur weil ich glaube, dass es ein anderer von mir erwartet, vielleicht mein Partner.

Und dann mache ich es, weil ich hoffe, dass er mir dankbar ist. Dabei weiß er nichts von meiner Vermutung und ist dann auch nicht so dankbar, wie ich das erhofft habe. Und dann glaube ich, er versteht mich nicht (was ja dann auch der Fall sein kann), dabei verstehe ich mich selbst nicht.

In diesem Beispiel habe ich zu jeder möglichen Umkehrung einige Gedanken aufnotiert, welche Empfindungen hochkommen könnten, um das Beispiel verständlicher zu gestalten. Oft ist es aber so, dass der Bauch oder das Herz nur auf eine der Möglichkeiten reagiert und da liegt dann auch meist „der Hund begraben", das heißt, diese Variante sollte eingehender betrachtet werden!

Was ist nun geschehen?
Eine ganz tolle Sache! Man hat die Möglichkeit, aus einem alten Muster auszubrechen. Aus dem Opferdasein herauszukommen. Eine Situation neu zu beleuchten und zu betrachten. Das kann und sollte vielleicht auch ein Anlass für ein klärendes Gespräch sein, das möglicherweise für alle Beteiligten ungemein erleichternd wirkt.
Aber vielleicht genügt allein schon diese Erkenntnis, die nun wirkt, dem Übenden. Ein überaus heilsames Aha-Erlebnis.

Die *Umkehrungen* helfen uns zu erkennen, wer *wir* sind (verblüffend, wenn man bedenkt, dass man sich soeben über einen anderen beschwert hat, nicht wahr?), denn
die Umkehrungen bewegen zur *Selbsterkenntnis*
die Umkehrungen zeigen uns unsere eigene Lebenseinstellung
und sie zeigen uns den Weg, wo es für *uns selbst* langgeht
und wie *wir* handeln sollen, nicht die anderen.

Man ist so leicht in Versuchung, die anderen für das eigene Glück verantwortlich zu machen:

Wenn mein Mann nicht so egoistisch wäre ...
Wenn meine Tochter auf mich hören würde ...
Wenn meine Kollegin nicht immer Recht haben müsste ...
Wenn meine Freundin endlich mal auf mich hören würde ...
ja wenn, dann wäre alles gut! Wirklich? Wäre es das?

Diese Sätze wollen mit Hilfe eines Fragebogens bearbeitet werden, besonders, wenn Sie sich von ihnen angesprochen fühlen, wenn sie etwas in Ihnen berühren.

Und was hat dies nun mit Hochsensibilität zu tun?
Eine gute Frage, die ich nun versuchen werde, zu beantworten:
Wir Hochsensiblen stehen schon allein durch unsere Veranlagung dauernd unter Spannung. Probleme mit Partner, Fa-

milie, Freunden, Nachbarn, Arbeitskollegen steigern diese An-Spannung enorm. Die hier vorgestellte Methode ist nicht „das" Allheilmittel für Probleme aller Art. Aber sie hilft, Probleme einmal von einer anderen Warte aus zu sehen, und dann eine ungemeine Erleichterung zu erfahren, wenn man sich die manchmal überaus verblüffende Lösung ganz einfach selbst liefert!

Ein großer Teil unserer Anspannungen und negativen Erwartungshaltungen resultiert aus Erlebnissen mit anderen Menschen in der Vergangenheit, die man unwillkürlich festhält, weil sie noch nicht wirklich verstanden und verarbeitet sind. Mit dieser einfachen Methode des Spürens und Hinterfragens öffnen sich neue Sichtweisen und so manches uralte Missverständnis wird aufgelöst. Und aus dem Verstehen und Loslassen von Situationen, die zwar stattgefunden haben und daher nicht mehr zu ändern sind, aber nun richtig eingeordnet werden können, kann auch neues Vertrauen entstehen, indem man begreift, dass nicht jede (schlechte) Erfahrung sich zwangsläufig wiederholt.

Eine Übung nach Byron Katies „The Work"

Im Folgenden haben Sie die Möglichkeit, sich ausführlich über jemanden zu äußern, über den Sie sich sehr geärgert haben und mit dem Sie noch nicht wieder im Reinen sind. Sie dürfen und sollen nun ehrlich mit sich selbst sein und Ihren Gefühlen freien Lauf lassen! Indem Sie Ihre Gefühle aufschreiben, gewinnen Sie selbst an Klarheit darüber, warum Sie so verletzt sind. Schreiben Sie so, als sei das verletzende Ereignis soeben erst passiert! Wenn es in Ihrer Kindheit war, schreiben Sie, als seien Sie jetzt wieder dieses Kind!

1. Wer oder was hat Sie geärgert? Wer hört nicht auf Sie? Was enttäuscht oder verletzt Sie?
Beispiel: Ich mag ... nicht, weil er mich geärgert hat, indem ...

....

....

....

2. Was soll er oder sie anders machen, wie soll er/sie sich ändern?
Beispiel: Ich will, dass er ... und sich ...

....

....

....

3. Was sollte er/sie denken, fühlen, wie sollte er Ihnen gegenüber handeln?

Beispiel: ... sollte mehr ...

....

....

....

4. Brauchen Sie etwas von ..., um glücklicher und zufriedener sein zu können?

Beispiel: Wenn ... ...wäre oder ... machen würde, wäre ich ...

....

....

....

5. Welche Eigenschaften hat er/sie? Machen Sie eine Liste!

Beispiel: Er ist ...

....

....

....

6. Was soll Ihnen mit dieser Person nie wieder geschehen, was wollen Sie nicht mehr erleben?

Beispiel: Ich will nie wieder einen solchen Streit mit ... erleben

....

....

....

Nun haben Sie einige Aussagen gesammelt. Wenn Sie ganz fleißig sind, so gehen Sie anschließend mit jeder Aussage durch den folgenden Übungsbogen mit den vier Untersuchungsfragen und den Umkehrungen.
Vielleicht genügt es auch, wenn Sie die wesentlichsten, einschneidendsten Aussagen pro Punkt an dieser Stelle aufschreiben und mit diesen arbeiten!

Satz 1: Beispiel: ... sollte mich nicht ...

1) ....
....

2) ....
....

3) ....
....

4) ....
....

5) ....
....

6) ....
....

226

Nun die vier Fragen: Nehmen Sie die erste der Aussagen und gehen Sie damit durch die Fragen und die Umkehrungen

1. Frage: Ist es so?
Wie sieht die Realität aus?

....
....

Wie können Sie wissen, was er/sie tun sollte?

....
....

2. Frage: Ist es wirklich und immer so, können Sie das so genau wissen? Gibt es Beispiele?
Stimmt das wirklich immer und in jedem Fall?

....
....

3. Frage: Wie fühlen Sie sich, wenn Sie diesen Gedanken denken?
Wie fühlt sich das an? Sind Sie traurig, frustriert, deprimiert, wütend? Wo können Sie diesen Gedanken körperlich spüren? Macht er müde, kraftlos?

....
....

Hat es irgendeinen Sinn, diesen Gedanken festzuhalten?

....

....

4. Frage: Wie ginge es Ihnen, wenn Sie den Gedanken nicht denken würden?
Stellen Sie sich vor, Sie hätten diesen Gedanken nie gehabt, bzw. müssten ihn nicht denken. Wie würde sich das anfühlen, wie ginge es Ihnen dann?

....

....

Die Umkehrung: Kehren Sie nun die jeweilige Aussage um:

Zum Beispiel könnte aus „Meine Freundin sollte auf mich hören" Folgendes werden:
Meine Freundin sollte *nicht* auf mich hören (könnte das vielleicht sein?).
Ich sollte auf meine Freundin hören (vielleicht hat sie mir etwas Wichtiges zu sagen).
Ich sollte auf *mich* hören (vielleicht sollte ich das mal bedenken).

Nun spüren Sie in sich hinein und hinterfragen Sie, ob sich vielleicht eine Umkehrung für Sie wahrer anfühlt als der Ursprungssatz!

....

....

Wenn Sie nun den ersten Satz mit allen Fragen und Umkehrungen bearbeitet haben, können Sie dasselbe mit dem nächsten und allen weiteren Sätzen wiederholen. Möglicherweise genügt aber schon die erste oder dritte Erkenntnis, um Ihre Einstellung zu verändern und ein Umdenken anzuregen.

Es ist für mich immer wieder verblüffend, was dabei herauskommt. Plötzlich sind nicht mehr so oft die anderen schuld, stattdessen kann man ein Stück weit mehr bei sich selbst ankommen. *The Work* ist eine wunderbare Technik, sich selbst zu hinterfragen und zu erkennen. Und es hilft tatsächlich, alte Missverständnisse und Einstellungen, die daraus resultierten, aufzulösen. Wenn man sich zum Beispiel in der Pubertät von seinen Eltern missverstanden fühlte und glaubte *„Meine Eltern verstehen mich nicht!"* und daraus schloss, dass man eben selbst anders, falsch, fremd … ist, kann die Ursache – in der Umkehrung – durchaus gewesen sein: *Ich verstehe mich (selbst) nicht.*

Auch das klingt ein wenig traurig, wenn man selbst nicht weiß, was man will, was man *nicht* will, was man empfindet und warum! Was von einem erwartet wird und ob man das auch erfüllen kann bzw. will! Um einen jungen, pubertierenden Menschen zu verstehen, müssen die Eltern ein absolut einfühlsames Verhältnis zu ihren Kindern haben. Aber das ist bedauerlicherweise nicht immer der Fall, denn auch Eltern sind Menschen, die Schwächen, Sorgen und Ängste haben. Vor allem die Angst, Schwäche zu zeigen, das Gesicht zu verlieren, in der Erziehung zu scheitern.

The Work *ist also eine weitere erkenntnisreiche Methode, innere Anspannungen, die aus falschen Erwartungshaltungen entstehen, aufzulösen, niedrig oder zumindest klein zu halten. Aus eigener Erfahrung weiß ich: Bereits beim Lesen vermittelt diese Technik ein gutes Gefühl und man glaubt, schon dabei zu wissen, was bei den Fragen und Umkehrungen am Ende herauskommen wird. Ich gebe Ihnen den guten Rat: Vertrauen Sie nicht nur Ihrem Intellekt, lassen Sie sich auf den Prozess des Erfahrens ein, vielleicht kommt etwas ganz anderes, und vor allem viel Besseres dabei heraus, als Sie sich jemals vorstellen konnten. Nur zu, lassen Sie Ihre Neugier siegen. Geben Sie sich die Chance, endlich herauszufinden, was hinter bestimmten Verhaltensweisen anderer (und vor allem hinter Ihren eigenen) steckt, denn darum geht es ja hauptsächlich!*

230

Das Unbewusste

Wenn ich sage:
„Dieses Verhalten will ich nie (nicht) mehr zeigen!"
versteht mich mein Unbewusstes leider falsch, nämlich
dies:
„Dieses Verhalten will ich *mehr* zeigen!"

Denn meine Aufmerksamkeit wird trotz des Wortes „Nicht"
auf das Verhalten gelenkt, das ich doch nicht mehr zeigen
will. Ich will nicht mehr so viel Fleisch essen. Ich nehme mir
das fest vor. Immer sehe ich vor mir das Fleisch, die leckeren
Rumpsteaks, die ich *nicht* mehr essen will (oder soll). Und
plötzlich stehe ich wieder beim Metzger …
Stattdessen könnte ich mir ja auch leckere Salate schmack-
haft machen, tolles Gemüse ausprobieren, vielleicht mal testen, ob nicht Tofu eine gute Alternative wäre, wenn mich wieder die Lust auf etwas Herzhaftes packt.

Oder ich sage mir: *„Ich will* nie wieder *solch einen schlimmen
Streit erleben!"*

Und schon beschäftigt sich mein Unterbewusstsein ständig
mit schlimmen Auseinandersetzungen! Es versucht allem aus
dem Weg zu gehen, was nach „schlimmem Streit" riecht und

entwickelt dabei einen absoluten Riecher für „heikle Themen". Und auf einmal ist es wieder so weit!

Bei Byron Katies *The Work* gibt es einen besonderen Schritt bei den Umkehrungen: Dabei geht es darum, die Angst, dass sich etwas Unangenehmes wiederholt, in eine Gelassenheit umzuwandeln, die signalisiert: Naja, wenn es halt wieder passiert, was soll's. Es wird mich schon nicht umbringen. Dadurch fällt die Erwartungshaltung weg und man kann das Thema im wahrsten Sinne des Wortes vergessen. Somit wird wieder viel Spannung abgebaut beziehungsweise gar nicht erst aufgebaut! Das ist für uns Hochsensible von elementarer Wichtigkeit!

Das war noch ein kleiner abschließender Rat. Er klingt vielleicht banal oder war Ihnen schon bekannt, aber ich weiß aus eigener Erfahrung, wie schnell man gute Ideen, Ratschläge aufnimmt, für gut befindet und – wieder vergisst!

So, nun haben Sie diesen Ratgeber, dieses Arbeitsbuch zum ersten Mal gelesen, überflogen oder sogar schon durchgearbeitet. Jeder Mensch geht anders an ein Buch heran! Ich lese meistens zuerst den Klappentext, gehe dann zum Inhaltsverzeichnis, schlage dann eine vom Zufall bestimmte Seite auf, und wenn es dann passt, dann passt es!

Sie haben sich dieses Buch vielleicht gekauft, weil Sie etwas verändern möchten, weil Sie unzufrieden sind und irgendwo im Bauch das Gefühl haben: So geht es nicht mehr weiter! Das kann nicht mein Leben sein! Im Idealfall denken Sie: Ich will nicht mehr fremdbestimmt sein, nicht mehr Opfer meiner Umstände! Und um sich wirklich sicher zu sein, sollten Sie sich nun eine wichtige Frage stellen. Ganz ehrlich! Und diese Frage lautet:

Will ich mein Leben wirklich verändern?
Oder gebe ich mich mit meinen Arrangements,
meinen Kompromissen zufrieden?

Zum Abschluss –
Unzufriedenheit und
In-Frage-Stellen als Wegweiser

Unzufriedenheit macht unruhig, sie bewegt. Sie bewegt im besten Fall zum Aufbruch. Sie schickt auf den Weg! Unglücklicherweise ist der Weg oft nicht gerade. Und es gibt keine Wegweiser. Aber es gibt Bücher wie dieses, die Ihnen Mut zum Wandern machen …

Aber den Weg finden, indem wir aufbrechen und losmarschieren, müssen wir immer selbst. Jeder Einzelne für sich. Das kann einem niemand abnehmen, auch kein Guru!

Und die Entscheidung, Ihr Leben nun als hochsensibler Mensch in die Hand zu nehmen, es für sich akzeptabel, nicht nur erträglich, sondern erfüllend und glücklich zu gestalten, sich nicht mehr als Opfer der Umstände zu sehen, selbstbestimmt und nicht mehr fremdbestimmt zu sein, diese Entscheidung liegt bei Ihnen. Ich rate Ihnen: Lesen Sie dieses Buch nicht nur, sondern *leben* Sie es. Es ist ein Buch mit lösungsorientiertem Hintergrund. Erarbeiten Sie es sich, all die hier enthaltenen Erkenntnisse wollen zu Ihren eigenen werden. Ihr Intellekt möchte Ihnen gerne sagen: „Ach, das weiß ich doch schon alles, das habe ich hier und da und dort schon gehört, gelesen." Meine Erkenntnisse sind solche, die mir erst wieder in der Not zugänglich wurden und nur durch die Anwendung bzw. die Umsetzung wurden sie mir hilfreich.

Ich gebe sie Ihnen hiermit gerne weiter, aber ich bitte Sie: Bleiben Sie auch für eigene Erkenntnisse offen! Probieren Sie, experimentieren Sie! Kombinieren Sie die vorgestellten Techniken und Ratschläge, wandeln Sie sie ab, wie es sich für Sie stimmig anfühlt! Nutzen Sie all Ihre Sinne, all Ihre Ideen, all Ihre Kreativität. Wer immer nur Marmorkuchen genau nach Rezept backt, wird nie herausfinden, wie es schmeckt, wenn man den Kakao weglässt und stattdessen Rotwein, und vielleicht ein paar Schokostreusel zugibt. Es kann jeder Versuch danebengehen, aber es kann auch *der* Erfolg werden!

Holen Sie Ihr inneres Kind aus dem Brunnen oder sorgen Sie dafür, dass andere, vielleicht Ihre eigenen, gar nicht erst hineinfallen! Tun Sie das, indem Sie für sich sorgen! Wenn Sie als hochsensibler Mensch glücklich, selbstbewusst, selbstbestimmt und selbstverständlich leben, geben Sie Ihrem (vielleicht auch hochsensiblen) Kind oder Ihren Schülern, Ihren kleinen Patienten, Klienten eine wunderbare Starthilfe und

Begleitung auf dem Weg in ein erfülltes Erwachsenenleben an die Hand. Das ist den Aufwand doch wert, sich auf das Buch voll und ganz einzulassen!

Viel Freude, aber auch viel Tapferkeit und immer wieder neuen Mut wünscht Ihnen Ihre Autorin für Hochsensible

Jutta Nebel

PS: Wenn Sie Fragen haben oder Anregungen, wenn Sie wissen wollen, ob und wann ich Vorträge zum Thema Hochsensibilität halte, erreichen Sie mich und erfahren Neuigkeiten über meine Homepage: www.das-wasser-des-lebens.eu

Noch ein wichtiges Wort zum Schluss: Wenn Sie durch die Beschäftigung mit alten Mustern, die wieder hochkommen und die Ihnen zu schaffen machen, körperliche oder seelische Probleme bekommen, **zögern Sie nicht, die Hilfe eines Arztes und/oder Psychotherapeuten in Anspruch zu nehmen.**

Literatur

Boerner, Moritz:
Byron Katies „The Work": der einfache Weg zum befreiten Leben,
9. Aufl., München: Goldmann, 1999
Webseite des Autors: www.moritzboerner.de

Miller, Gerhard:
Karma und Gesundheit, Radeberg: Zeitenwende, 2006
Homöopathie und Astrologie, Darmstadt: Schirner, 2008
Webseite des Autors: www.gerhard-miller.net

Sheldrake, Rupert:
Das schöpferische Universum. Die Theorie des morphogeneti-schen Feldes, 3. Aufl., München: Goldmann, 1991

Weber, Christin Lore:
Schrei in der Wüste. Das Erwachen der Byron Katie, 4. Aufl.,
Bielefeld: J. Kamphausen, 2005

Weiß, Josef:
Selbstcoaching. Persönliche Power und Kompetenz gewinnen,
Paderborn: Junfermann Management, 2001

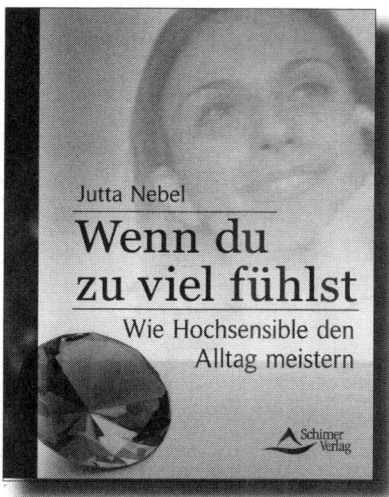

Jutta Nebel
Wenn du zu viel fühlst
Wie Hochsensible den Alltag meistern
180 Seiten
ISBN 978-3-89767-382-3

Hochsensible Persönlichkeiten, sogenannte »HSPs«, zeichnen sich durch eine erhöhte Empfänglichkeit für Reize aus. Sie nehmen Geräusche, Gerüche, Stimmungen oder subtile Veränderungen in ihrer Umwelt sehr viel intensiver auf als die meisten ihrer Mitmenschen.

Diese Fähigkeit, die auf einer physiologischen Disposition des Nervensystems beruht, bringt Vorteile und Begabungen mit sich, lässt die Betroffenen in ihrem Alltag aber auch oft »anecken«, als sonderbar erscheinen oder gar schier an sich und der Welt verzweifeln …

In den sehr persönlichen Erzählungen dieses Buches schildert die Autorin, die selbst eine HSP ist, wie sie ihren Alltag erlebt, wie sie mit schwierigen oder für sie extrem stressigen Situationen umgeht und – vor allem – wie sie durch Erlebnisse in der Natur, mit Tieren und Steinen, Kraft und Mut für ihren Alltag bekommt. Ergänzt wird das Buch durch praktische Hinweise, mit denen die Autorin anderen hochsensiblen Menschen Methoden an die Hand geben will, die positiven Seiten ihrer Sensibilität zu entdecken und somit ihr Leben besser zu meistern. Einen besonderen Schwerpunkt bietet dabei das Thema Heilsteine: Die Autorin beschreibt einfühlsam und detailliert, wie man »seinen« Stein findet, wie die »Kommunikation« zwischen Mensch und Stein funktionieren kann und warum manchmal ein Stein »passt« und ein andermal anscheinend nicht.

ebenso erschienen im — Schirner Verlag

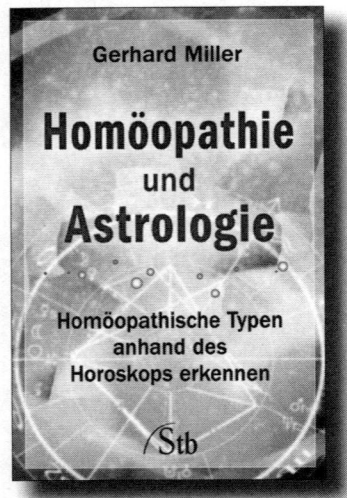

Gerhard Miller
Homöopathie und Astrologie
Homöopathische Typen anhand des
Horoskops erkennen
168 Seiten
ISBN 978-3-89767-620-6

Astromedizin ist eine Kombination aus Astrologie und der Erforschung psychosomatisch bedingter Krankheiten. Das Geburtshoroskop zeigt den Menschen in seiner Gesamtheit, also mit seinen Schatten, Projektionen, Ängsten und verdrängten Komplexen. In dieser ungeahnten Tiefe gibt es Hinweise auf eine Bereitschaft, bestimmte Krankheiten zu bekommen (Dispositionen).

Im vorliegenden Buch werden homöopathische Persönlichkeitstypen mit passenden astrologischen Konstellationen kombiniert. Dies ermöglicht ein leichteres Repertoirisieren und letztlich eine erfolgreiche Verordnung homöopathischer Mittel. Der Autor erforscht das Geburtshoroskop und vergleicht dessen Konstellationen mit den Geist- und Gemütssymptomen von 27 bedeutenden Arzneimittelbildern. In diesen Beschreibungen gelingt ihm eine ebenso humorvolle wie tieflotende Darstellung homöopathischer Persönlichkeitstypen.